健康三字经小丛书

中医养生保健素养

三字经

主　编　杨国安

副主编　邓旭光　何　纲

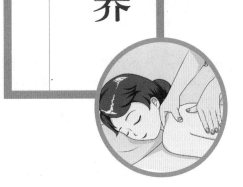

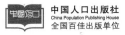

中国人口出版社
China Population Publishing House
全国百佳出版单位

图书在版编目（CIP）数据

中医养生保健素养三字经/杨国安主编 . -- 北京：
中国人口出版社，2021.7（2022.3 重印）
ISBN 978-7-5101-7925-9

Ⅰ.①中… Ⅱ.①杨… Ⅲ.①养生（中医）– 基本知识
Ⅳ.① R212

中国版本图书馆 CIP 数据核字 (2021) 第 106111 号

中医养生保健素养三字经
ZHONGYI YANGSHENG BAOJIAN SUYANG SANZIJING

杨国安　主编

责 任 编 辑	周炳然	张　瑞
责 任 印 制	林　鑫	王艳如
装 帧 设 计	蒲　钧	
封 面 设 计	刘海刚	
出 版 发 行	中国人口出版社	
印　　　刷	小森印刷（北京）有限公司	
开　　　本	710 毫米 ×1000 毫米　　1/16	
印　　　张	9	
字　　　数	150 千字	
版　　　次	2021 年 7 月第 1 版	
印　　　次	2022 年 3 月第 2 次印刷	
书　　　号	ISBN 978-7-5101-7925-9	
定　　　价	38.00 元	

网　　　址	www.rkcbs.com.cn
电 子 信 箱	rkcbs@126.com
总编室电话	（010）83519392
发行部电话	（010）83510481
传　　　真	（010）83538190
地　　　址	北京市西城区广安门南街 80 号中加大厦
邮 政 编 码	100054

版权所有　侵权必究　质量问题　随时退换

前　言

　　为了界定现阶段健康素养的基本内容，立足全人群和全生命周期两个着力点，全面普及健康生活方式，我国卫生健康部门先后颁发了"三大健康素养"，即"中国公民健康素养"（66 条）、"母婴健康素养"（55 条）和"中国公民中医养生保健素养"（42 条）。

　　为方便大众理解和记忆，本人首创用"三字经"这种中国传统韵文体裁传播"三大健康素养"，即《中国公民健康素养三字经》《母婴健康素养三字经》《中医养生保健素养三字经》，分别对"中国公民健康素养"（66 条）、"母婴健康素养"（55 条）和"中国公民中医养生保健素养"（42 条）进行创编，使之成为"健康三字经小丛书"。它们不是由简单的三个字组成，而是继承了三字经的韵文传统，在格式上三字一句，且都能保持隔句押韵方式，读起来朗朗上口，符合语言规范和语言习惯，具有通俗易懂、顺口易记和简明易传等特点。

　　《中医养生保健素养三字经》是根据国家中医药管理局、国家卫生计生委关于发布《中国公民中医养生保健素养》的公告（国中医药办发〔2014〕15 号）而编写的。不仅对《中国公民中医养生保健素养》（42 条）逐条编创三字经并进行详细释义，而且从具体生活实践方面提出养生保健指导，使全书不是简单的解释、说教，而是针对读者的养生保健需求提供生活、养生、保健、防病的具体实践方略，帮助读者有效地理解、记忆和实践中医养生保健素养的基本知识与技能，树立预防为主的"治未病"理念，增强养生保健能力，提高中医养生保健素养水平。

　　该书由本人主编和主要执笔创作，邓旭光、何纲担任副主编，苟晓娟、吴传安、汪华侨、朱敏贞、李晓梅、庄润森、骆振光、温国明、曾美华、杨伟康、王诗媛、舒彬、任周、薛志强、罗安斐等参与编写、修改、通稿和资料搜集整理。在成书过程中，参考和借鉴了有关文件、中医典籍以及其他卫生健康科普文章和资料，在此向有关作者表示感谢。由于我们能力和水平有限，加之是利用业余时间完成编写工作，书中难免存在疏漏之处，敬请各位读者、专家、同行不吝赐教。

杨国安

2020 年 9 月 7 日

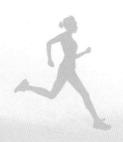

目 录

三、常用养生保健内容

四、常用养生保健简易方法

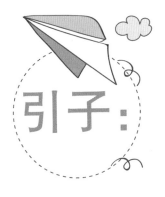

引子：说中医养生保健素养

中医药，很重要，养生强，保健好。
三字经，四二条，治未病，寿自高。

《中国公民中医养生保健素养》是由国家中医药管理局与国家卫生和计划生育委员会在 2014 年 5 月发布的，内容包括"基本理念和知识""健康生活方式与行为""常用养生保健内容"和"常用养生保健简易方法"四个部分，共计42 条。其内容紧扣中国传统中医养生保健特色，既有中医药知识理论，也有具体中医养生保健操作指导，尤其是一些传统的、简易的养生保健方法，可直接应用。

每个中国公民都应学习和掌握《中国公民中医养生保健素养》中的中医药基本理念、知识、技能和方法。只有在日常生活中树立以预防为主的"治未病"理念，提高养生保健素养，养成健康的行为和生活方式，我们才能健康、长寿。

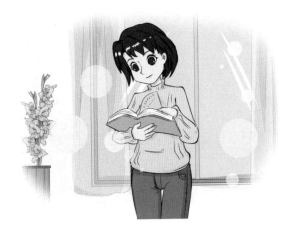

一、基本理念和知识

1. 什么是中医养生保健

中 医 养 生 保 健 素 养

中医养生保健，是指在中医理论指导下，通过各种方法达到增强体质、预防疾病、延年益寿目的的保健活动。

承中医，扬传统，重预防，治未病。
多保健，多养生，强体质，增寿命。

中医养生保健源远流长，是中华民族探索人类生命奥秘的历史积淀，是中国传统文化的宝贵财富，应继承和发扬。

中医养生保健是在中医理论指导下的"治未病"。《黄帝内经》记载："上医治未病，中医治欲病，下医治已病。"意思是说，医术高明的医生并不是擅长治病的人，而是能够预防疾病的人。"治未病"就是通过"养精神""练形体""调饮食""慎房事""适寒温"等各种方法，预防病邪侵袭，提高生命质量，是一种综合性的养生保健方法。

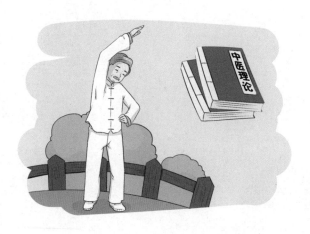

世界卫生组织研究表明，人类的健康和寿命受"生物学因素""环境因素""医疗卫生服务因素"和"个人的行为与生活方式"四个方面影响。其中，生物学因素占15%，环境因素占17%，医疗卫生服务因素占8%，个人的行为与生活方式占60%。因此，通过养生保健，养成健康行为和生活方式，改变不良生活习惯，有利于健康长寿。

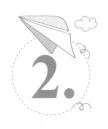

2. 中医养生三大理念

中医养生保健素养

中医养生的理念是顺应自然、阴阳平衡、因人而异。

> 学养生，懂理念，遵天道，顺自然。
> 平阴阳，调补偏，因人异，个性显。

　　中医养生的基本理念是遵从"天人合一"，顺应自然变化；保持阴阳平衡，调和补偏救弊；针对不同个体采取个性化、精准化的养生策略。

●● 顺应自然 ●●

　　"顺应自然"是中医"天人相应、天人合一"整体养生观的具体体现。

　　当自然界的变化影响人体时，人体会发生与之相适应的反应。人类作为自然界的一员，只有尊重并适应自然变化的规律，才能与大自然保持高度的和谐与统一，从而获得源源不断的生命活力。

●● 阴阳平衡 ●●

　　"阴阳平衡"是指阴阳双方消长转化保持协调。阴阳平衡是人体健康的标志，是维持生命活动和健康长寿的基础。人体阴阳平衡的本质就是脏腑平衡、寒热平衡、气血平衡，具体表现为精力充沛、五脏安康、容颜发光；能吃能睡，心情愉快，精神饱

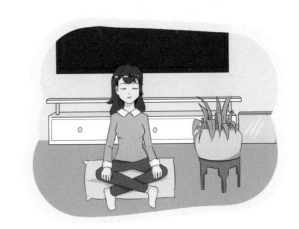

满；应激能力强，对不良情况适应能力好；耐受疲劳，抗病能力强。如果阴阳平衡被打破，人体就处于亚健康状态；如果阴阳严重失衡，人就会患上严重的器质性或功能性疾病。

●● 因人而异 ●●

中医养生保健，要根据个体的差异，制定个性化的疾病防治策略和养生保健方法，这与现代医学倡导的"精准医学"有异曲同工之妙。

一般来说，有的人先天禀赋较好，后天调养得当，身体健壮，抗病能力强，外邪较难侵犯，即使有病，多为实证，治疗以攻邪为主；有的人身体素来虚弱，抗病能力弱，外邪容易侵犯，得病多为虚证，治疗应祛邪与扶正相结合；有的人平素怕冷，不敢吃生冷之物，这种寒性体质的人，当慎用寒凉药；有的人平素喜凉怕热，不敢吃辛辣之物，大便干燥，这种热性体质的人，当慎用温热药。与成人用药量比较，老人、儿童用药量要小；女性有"经、孕、胎、产"等生理和病理特点，施治施养都要因人而异，周全考虑。

3. 中医养生四大基石

> **中医养生保健素养**
>
> 情志、饮食、起居、运动是中医养生的四大基石。

> 养生法，多方式，最重要，四基石。
> 慎起居，节饮食，善运动，调情志。

"健康生活方式"是能促进健康的行为习惯。1992年，世界卫生组织发表《维多利亚宣言》，把"合理膳食、适量运动、戒烟限酒、心理平衡"作为"健康四大基石"加以重视。这与中医养生之道的"情志、饮食、起居、运动"相对应。

●● 情 志 ●●

"情志"就是人的心理活动，是人对外界环境刺激所做出的情绪反应。中医认为，"喜、怒、忧、思、悲、恐、惊"是具有代表性的七种情志活动，称为"七情"。

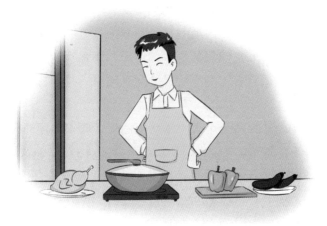

急躁、焦虑、愤怒等不良情绪，可诱发疾病，或使已有疾病加重、恶化，不利于养生。而良好的情志有利于养生，表现为性格开朗、积极乐观、情绪稳定、精神愉悦等，能正确认识和评价自己，能及时调整自己的心态，使自身心理能够适应环境变化和各种压力。

●● 饮 食 ●●

"饮食者，人之命脉也。"饮食不当会损伤脾胃，引发机体各种疾病和功能早衰。中医养生理念认为，"五谷为养，五果为助，五畜为益，五菜为充"。意思是，谷物（主食）是人赖以生存的根本，水果、蔬菜和肉类等都是作为主食的补益和补充。

养生保健要合理膳食、饮食有节。做到结构合理、五味调和、饥饱得当、寒温适宜、定时定量、戒烟限酒、卫生安全。

●● 起 居 ●●

中医养生讲究起居调理。《黄帝内经·素问·上古天真论》记载："起居有常，不妄作劳，故能形与神俱，而尽终其天年，度百岁乃去 。"意思是说，作息要有规律，注意精神调养，劳逸结合，使形体和精神健康且协调，因而有助于健康长寿。

●● 运 动 ●●

中医养生保健历来重视运动养生。《遵生八笺》记载："运动以却病，体活则病离"。意思是说，经常运动可以预防疾病。

运动养生要因人、因时、因地制宜，动静结合，循序渐进，持之以恒。无论是太极拳、八段锦、五禽戏等传统保健运动，还是跑步、打球、骑自行车等现代运动，只要选择适合自己身心状况的运动项目，并坚持不懈地锻炼，都将对身体健康大有裨益。

提倡适量运动。选择适合个人身体状况的运动频率、运动时长、运动强度和运动方式。对于普通大众来说，建议每周至少运动 3 次，每次 30 分钟左右。

运动强度一般用"运动后 1 分钟内的心率"来衡量。合适的运动强度为：（220 - 年龄）×（60% ～ 80%）。

例如，张山 50 岁，适合他的运动强度一般是多少呢？

计算：①（220－年龄）×60%=102 次 / 分钟

②（220－年龄）×80%=136 次 / 分钟

也就是说，张山在运动锻炼过程中，最高运动心率一般不要超过 136 次 / 分钟；如果低于 102 次 / 分钟，其运动锻炼效果不明显。

老年人要根据自己的身体健康状况，在家庭医生或专业人员的指导下，选择适合自己的运动强度。

4. 保养调理从青少年做起

中医养生保健素养

中医养生保健强调全面保养、调理，从青少年做起，持之以恒。

会保养，懂调理，要全面，要整体。
生活中，莫安逸，常养生，健身体。
青少年，发育期，做保健，最有益。
勤锻炼，贵坚持，福安康，从此起。

中医认为，人体是以心脏为主宰，由若干脏器、组织组成的一个有机整体。同时，人与自然界是一个不可分割的整体。四时气候、地理位置、环境因素、社会环境以及人的社会地位等因素发生变化，都会对人体生理、病理、健康带来不同程度的影响，因此，中医养生保健强调全面保养，整体调理。

青少年处于心理、生理发育的关键时期，可塑性很强。一方面容易培养健康的行为习惯和生活方式，另一方面也容易养成陋习。青少年时期养生保健不仅有益于生长发育，还会为今后的身体健康打下坚实的基础。因此，应从青少年时期开始学习和掌握健康素养知识与技能，养成健康的行为习惯和生活方式，持之以恒地通过全面保养和调理，增强体质、预防疾病。

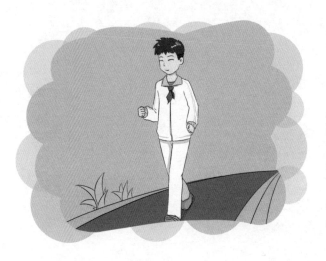

5. 中医治未病三阶段

············· 中 医 养 生 保 健 素 养 ·············

　　中医治未病思想涵盖健康与疾病的全程，主要包括三个阶段：一是"未病先防"，预防疾病的发生；二是"既病防变"，防止疾病的发展；三是"瘥后防复"，防止疾病的复发。

　　治未病，好思想，做上医，人无恙。
　　未病时，先预防，抗病邪，正气扬。
　　人已病，调治养，防发展，做保障。
　　病痊愈，做康养，防复发，是良方。

　　中医"治未病"并不是特指治疗某种病症，而是指在病象未充分显露之时，就觉察到可能发生的疾病隐患，并及时予以预防性治疗，将病症消灭在萌芽之际。

　　"不治已病治未病"是早在《黄帝内经》中就提出来的防病养生谋略，是我国卫生健康方针"预防为主"战略的思想源头。《黄帝内经》记载："上医治未病，中医治欲病，下医治已病"。意思是说，人们不但要治病，而且要防病；不但要防病，还要注意疾病的发展趋势，并在病变未产生之前就能够采取针对性的措施。这样才能掌握疾病的控制权、把握健康的主动权。

●● 未病先防 ●●

　　"未病先防"就是在未患病时，通过情志、起居、饮食、运动等养生保健方法，调养身体，提高机体免疫能力，预防疾病。我们所说的"亚健康状态"其实就是"未病"的一种表现形式，要注意促进机体恢复健康状态，从而防止亚健康状态向疾病转化。

●● 既病防变 ●●

"既病防变"就是在患病后，应早期诊断、早期治疗，以防止疾病的发展，从而避免小病成大病、轻病成重病。疾病的发生和发展往往是由浅入深、由轻到重、由单纯到复杂的变化过程。疾病初期，病情较轻，比较容易治疗。既病防变，不仅要截断病邪的传播途径，而且要根据病情发展规律，实施预见性治疗，以控制疾病的发展和转化。因此，我们要提高健康素养水平，及早发现疾病信号，及早就医治疗。

●● 瘥后防复 ●●

"瘥后防复"是在疾病初愈、机体功能尚未完全恢复的时候，采取巩固性治疗措施，并通过预防手段，防止疾病复发。"瘥"是指疾病初愈，正处于恢复期，脏腑气血皆不足，脾胃之气未和，正气尚未复原。"瘥后"是指疾病初愈至完全恢复正常健康状态这一阶段。如果"瘥后"调养不当，病根没有完全祛除，受某种因素诱发可能导致旧病复发或滋生其他疾病。

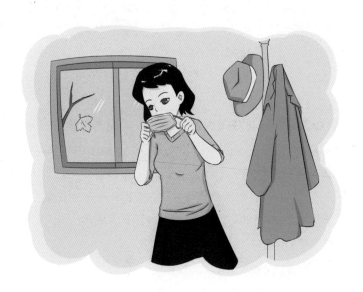

6. 服中药注意事项

中 医 养 生 保 健 素 养

中药保健是利用中药天然的偏性调理人体气血阴阳的盛衰。服用中药应注意年龄、体质、季节的差异。

服中药，护健康，须辨证，把病防。
寒与热，温与凉，此四气，莫要忘。
讲辨证，平阴阳，用药时，细思量。
按年龄，按体质，按季节，施妙方。

"中药"是指在中国传统医药理论指导下，通过采集、炮制、制剂，用于养生调摄、疾病防治、康复保健的药物。"中药保健"是利用中药天然的偏性调理人体气血阴阳的盛衰。

●● 中药的偏性 ●●

中药之所以能养生、保健、治病，是因为各种中药具有天然的特性和作用，也就是中药天然的"偏性"，它包括"四气""五味""升降浮沉"和"归经"。中医养生离不开中药保健，中药保健就是利用中药天然的偏性，进行辨证施补，调理和纠正人体气血阴阳的盛衰。

四气。是指中药的"寒、热、温、凉"四种不同的药性，也称为"四性"。中药的寒、热、温、凉作用于人体，会产生不同的疗效，这反映了药物对人体阴阳盛衰、寒热变化的作用倾向，是中药学说明药物作用的主要理论依据之一。

五味。是指中药有"酸、苦、甘、辛、咸"五种不同的味道。不同味道的中药具有不同的治疗作用。

升降浮沉。是中药对人体作用的不同趋向性。中药的"升降浮沉"与"四气""五味"，药物质地、轻重有密切关系，并受到炮制和配伍的影响。

归经。是指药物对于机体某部分的选择性作用，是药物治病的适用范围，即某药对某些脏腑经络有特殊的亲和作用，因而对这些部位的病变起着主要或特殊的治疗作用。药物的归经不同，其治疗作用范围也不同。

●● 服用中药应注意年龄、体质、季节的差异 ●●

中药保健虽好，但中药的偏性决定了服用中药时必须根据年龄、体质、季节的差异，来选用不同的中药进行养生保健，否则可能适得其反。

同样症状的人，由于年龄不同、九种体质差异（参见本书"中医养生保健素养第 32 条"）、四季变化，发病机理也会不同，往往需要专业医生通过望、闻、问、切，根据年龄、体质、季节的实际状况，采用不同的药方配伍、剂量调整等，抓住用药时机，对症下药调治。比如，同样是"上火"，儿童可能是"肺热"，年轻人可能是"肝火旺盛"，中年人可能是"胃火炽盛"，老年人则可能是"虚火上炎"。这些情况的用药是完全不同的，这就是所谓的"同病异治"。因此，中药保健和中药治疗都必须经专业医生指导，千万不可盲目用药，也不可听信偏方，更不可盲目跟从广告滥用中药。

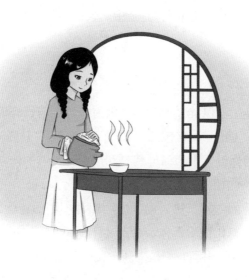

7. 药食同源十五种

中医养生保健素养

药食同源。常用药食两用中药有：蜂蜜、山药、莲子、大枣、龙眼肉、枸杞子、核桃仁、茯苓、生姜、菊花、绿豆、芝麻、大蒜、花椒、山楂等。

药与食，两相宜，同五味，具四气。

蜂蜜好，补中气，止久咳，疗便秘。

淮山药，补肺脾，固肾精，益气力。

莲子仁，健肾脾，安心神，治泄遗。

食大枣，提中气，营养佳，强免疫。

龙眼肉，补心脾，治失眠，益血气。

枸杞子，明视力，延衰老，养身体。

核桃仁，益智力，抗疲劳，强体质。

白茯苓，利水湿，宁心神，健胃脾。

生姜辣，祛湿气，止呕吐，消胀气。

白菊花，入肝肺，散风热，益视力。

小绿豆，消暑气，抗过敏，解毒易。

黑芝麻，补血气，乌须发，滋补剂。

吃大蒜，抗癌宜，护血管，消食积。

花椒辛，除寒痹，增食欲，驱虫疾。

红山楂，增饮食，消肉积，血管利。

"药食同源"是指许多食物既是食物也是药物，食物和药物一样能够防治疾病，它们之间并无绝对的分界线。古代医学家将中药的"四气""五味"理论运用到食物之中，认为每种食物也具有"四气""五味"。数千年之前，人们在寻找食物的过程中发现了各种食物和药物的性味和功效，认识到许多食物可以药用，许多药物也可以食用，食物和药物并没有绝对的分界线。《黄帝内经·太素》记载："空腹食之为食物，患者食之为药物"，这是"药食同源"理论的基础，也是食物疗法的基础。

如今，人们在养生保健实践中，也非常重视"药食同源"。为此，国家卫生健康部门发布文件，规范保健食品原料管理，对"药食同源"物品、可用于保健食品的物品和保健食品禁用物品等都做出了具体规定。常用的药食两用中药有：蜂蜜、山药、莲子、大枣、龙眼肉、枸杞子、核桃仁、茯苓、生姜、菊花、绿豆、芝麻、大蒜、花椒、山楂等。

●● 蜂 蜜 ●●

蜂蜜具有补中益气、养阴润燥、润肺补虚、调和肠胃等功效，能和百药、解药毒、养脾气、悦颜色。主治脾胃虚弱所致的疼痛、肺虚肺燥所致的干咳和咽干声哑、肠燥所致的便秘，还可外用消炎抗菌、治疗疮疡、烫伤等。

体内湿气较重、腹部胀满以及腹泻者不宜食用蜂蜜。

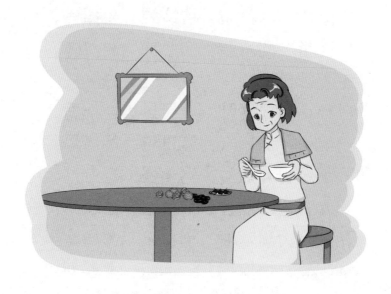

●● 山 药 ●●

山药具有补脾养胃、补肺生津、固肾益精、补中益气等功效。中医用于治疗脾虚食少、久痢泄泻、虚劳咳嗽、虚热消渴、肾虚遗精、遗精早泄、白带过多、小便频数等症。

山药鲜品多用于虚劳咳嗽及糖尿病，炒熟食用治脾胃、肾气亏虚，但体内有邪气入侵为实证时，不宜食用山药。

●● 莲 子 ●●

莲子具有补脾止泻、清热降火、益肾涩精、养心安神的功效。莲子善于补五脏不足，通利十二经脉气血，常用于治疗脾胃虚弱所致的长期腹泻、脾肾虚弱所致的遗精和带下病，以及心气虚弱、心阳失调所致的心悸、失眠。对中暑和上火都有一定的治疗和预防效果。

腹胀及便秘者不宜食用莲子；体寒者不宜长期服用，以免加重体寒症状。莲子心味道微苦，带有小毒，建议食用莲子时将莲子心去掉。

●● 大 枣 ●●

大枣具有补虚益气、养血安神、补脾和胃、补肝滋阴、调营卫、解药毒之功，是患有脾胃虚弱、气血不足、倦怠无力、失眠多梦等症状患者的良好的保健营养品。大枣还具有保护肝脏、增强肌力和增加体重之功效，常用于治疗胃虚食少、脾弱便溏、气血津液不足、烦躁心悸等症，以及女性孕期、产后、更年期出现的精神抑郁、心神不宁、喜怒无常等情志疾病。

大枣可泡水、泡茶、泡酒、熬粥、熬汤、煮蛋等食用，具有美味、疗疾、保健、养生效果。

●● 龙眼肉 ●●

龙眼肉俗称"桂圆"，具有壮阳益气、补益心脾、滋补气血、养心安神、健脑益智、润肤美容等多种功效，并且补而不燥、滋而不腻，可用于治疗虚劳羸弱、失眠、健忘、心悸、神经衰弱及病后、产后身体虚弱以及妇女产后浮肿、气虚水肿、脾虚泄泻等。

体内有痰湿阻滞以及火气旺盛者不宜食用龙眼肉。

●● 枸杞子 ●●

枸杞子具有滋补肝肾、补肝明目、益精润肺、延年益寿的功效。常用于治疗肝肾阴亏、精血不足、身体劳损所致的视力减退、目昏多泪、头晕目眩、腰膝酸软、虚劳咳嗽、遗精滑泄、失眠多梦，以及耳聋、牙齿松动、潮热盗汗、糖尿病、须发早白等症。

枸杞子性质比较温和，食用稍多无碍，但若毫无节制，进食过多也会使人上火。此外，感染外邪、体内实热，以及脾虚有湿、泄泻者不宜食用枸杞子。

●● 核桃仁 ●●

核桃仁具有补肾固精、温肺定喘、健脑润肠、补虚强体、活血调经、祛瘀生新的功效。常用于治疗肺肾两虚所致的气喘、咳嗽，以及肾虚所致的腰痛、腿脚无力、健忘、阳痿、遗精、小便频数、尿路结石、便秘等。

核桃仁是营养非常丰富的食物，很多人都非常喜欢吃。但体内有痰火积热或阴虚火旺者不宜食用核桃仁。

●● 茯　苓 ●●

茯苓具有渗湿利水、益脾和胃、养心安神的功效，常用于治疗小便不利、水肿胀满、痰饮咳逆、呕哕泄泻、惊悸健忘、遗精淋浊等症，并能滋补元阳虚惫，用于心气亏虚所致的心神不宁、惊悸失眠，对妇女疾患亦有疗效。如果食欲下降、心神不宁、失眠多梦、常年睡眠质量差，食用茯苓亦有辅助治疗作用。茯苓有一定的化痰止咳作用，和陈皮、半夏（半夏有毒，用量须注意）一起食用，治疗咳嗽多痰的效果会更好。

茯苓是一种常见的药食同源中药材，用来炖汤、煮粥可起到一定的养生效果。但体质虚寒、大小便清稀、容易滑精以及有内脏下垂、月经淋漓不尽、脱肛等气虚下陷症状者不宜食用。

●● 生　姜 ●●

生姜具有解表散寒、温中止呕、化痰止咳的功效。生姜用于发汗解表，用生姜煎汤加红糖趁热服用，可发散风寒，治疗风寒感冒、寒痰咳嗽，预防感冒。

我国自古以来就有"生姜治百病"的说法，生姜是重要的中药食材。但生姜并不适合所有的人群，如阴虚内热、内火偏盛的人忌食；患有眼病、痈疮、痔疮、肝炎、糖尿病及干燥综合征者不宜食用；孕妇忌食；忌食用过多，否则易生热损阴，可致口干、喉痛、便秘等症。

●● 菊 花 ●●

菊花具有疏风镇静、清热解毒、平肝明目、提神醒脑的功效。菊花常用于治疗风热感冒、头痛眩晕、目赤肿痛、眼目昏花、心胸烦热等症。

食用菊花要注意配伍，如对体寒、体虚的人来说，菊花茶中加些冰糖，能稍微减弱寒性；而对于体热、体壮的人，加冰糖则会减弱菊花茶清热的功效，可以用果干代替冰糖。菊花性偏寒，一般阳虚体质（平时怕冷）和脾胃虚寒（一吃凉东西就胃痛、胃不舒服）的人，可以用秋桑、枸杞、果干等组方为菊杞茶，清肝明目的效果更佳。此外，不适当地服用菊花可能会引起腹泻、呕吐等症状；孕妇、风寒感冒、血压偏低、过敏体质者以及寒性体质者不宜食用菊花。

●● 绿 豆 ●●

绿豆具有清热消暑、凉血解毒、利水消肿、清胆养胃、润肠通便等功效。被认为是"清热解暑良药"，适用于预防夏天中暑，治疗小便不利、水肿、皮疹、食物及药物中毒等。

绿豆性寒凉，易伤胃气，慢性胃炎、慢性肠炎、脾胃虚寒以及病后初愈者不宜食用。

●● 芝 麻 ●●

芝麻具有滋补肝肾、补益精血、通乳养发、润肠通便的功效。常用于治疗身体虚弱、视物不清、腰酸腿软、耳鸣耳聋、发枯发落、须发早白、贫血萎黄、津液不足、大便燥结、肝肾不足、虚风眩晕、病后虚弱、妇人乳少等症。

一般人群均可食用芝麻。但患有慢性肠炎、便溏腹泻、带下病、阳痿、遗精等症状者不宜食用芝麻。

●● 大 蒜 ●●

大蒜具有通气行滞、消食散积、温暖脾胃、除风破冷、解毒杀虫、消肿止痛的功效。常用于治疗脾胃失调所致的饮食积滞、消化不良、脘腹冷痛、水肿胀满、腹泻等。

全身发热、睡眠障碍、更年期症状明显者忌食；阴虚火旺者，眼睛、口腔、牙齿、喉咙、舌头等部位有疾患者忌食。此外，食用后，若感觉胃部发热、口渴则表示已经服用过量，应减少服用量或不吃。

●● 花 椒 ●●

花椒具有温中散寒、除湿止痛、杀虫止痒、解鱼腥毒等功效。常用于治疗积食停饮、心腹冷痛、呕吐、泄泻、咳嗽气逆、风寒湿痹、痢疾、蛔虫病、蛲虫病等症。研末外用可治疗湿疹、瘙痒、阴痒、牙痛、疮疥等症。

花椒不可多食，以免中毒，出现头昏、恶心、呕吐、口干等症状，甚者抽搐、谵妄、昏迷、呼吸困难，甚至呼吸衰竭。花椒是辛燥大热之物，可能刺激湿疹复发。体内阴虚火旺者忌食花椒。孕妇食用花椒可能引起胎动不安，应慎用。

●● 山 楂 ●●

山楂具有健脾开胃、消食健胃、消食化滞、活血化痰等功效。常用于治疗积滞胀满、胸膈痞满、小儿乳食停滞、泄泻腹痛、痛经闭经、产后瘀阻、恶露不尽等症。凡伤食后引起的腹满饱胀，尤其是肉类食积不化、上腹疼痛者，食用山楂最为适宜。对于中老年心脏衰弱、高血压、冠心病、心绞痛、高脂血症、阵发性心动过速及各种癌症患者，食用山楂有利于养生保健。

山楂会刺激胃酸分泌，而胃炎、胃溃疡、食管炎等患者，由于自身胃酸分泌过多，如果空腹或大量食用山楂，会加重胃肠负担。此外，孕妇、糖尿病患者也应忌食山楂。

8. 中医保健五大要穴

中医养生保健素养

中医保健五大要穴是膻中、三阴交、足三里、涌泉、关元。

> 五要穴，谨记牢，会刺激，有疗效。
>
> 膻中穴，主心包，宽胸膈，解郁躁。
>
> 强生殖，三阴交，广应用，延衰老。
>
> 足三里，抗虚劳，常艾灸，寿自高。
>
> 涌泉穴，急救宝，肾经通，保健好。
>
> 关元穴，固本牢，补肾虚，调三焦。

"穴位"又称"腧穴""穴""穴道""气穴"等，是中国文化和中医学特有的名词，是指人体经络线上特殊的点区部位，实际上就是肌肉、肌腱、骨骼

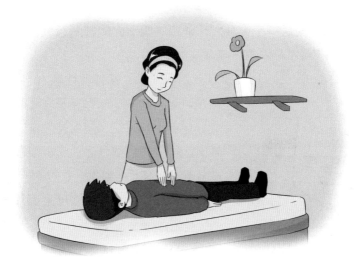

连接的关键点。膻中、三阴交、足三里、涌泉、关元被认为是中医保健的五大要穴。

中医可以通过针灸或者推拿等技术对穴位进行刺激，达到疏通经络、平衡阴阳、放松肌肉、解除疲劳、防治疾病、延年益寿的功效。

●● 膻 中 ●●

位置。 在人体胸部前正中线上，两乳头连线的中点（见图 1-1）。

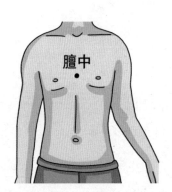

图1-1　膻中

功能。《黄帝内经》认为"气会膻中"，意思是说膻中穴可调节人体全身的气机。按摩膻中穴具有宽胸理气、解郁除躁、阻挡邪气、宣发正气、活血通络、清肺止喘等功效。

按摩膻中穴具有很好的养生保健作用。若出现心脏不适、呼吸困难、心跳加快、头晕目眩等症状，按摩膻中穴可以阻挡邪气、宣发正气，提高心脏工作能力，缓解症状。产妇灸膻中则可催乳。女性按摩膻中可防治乳腺炎，丰胸美容。

●● 三阴交 ●●

位置。 在小腿内侧，内踝尖上方约 10 厘米（约四根手指宽度），胫骨内侧后缘的位置（见图 1-2）。

功能。 三阴交穴是一个大补穴，常按三阴交穴能行气活血、疏经通络、健脾和胃、调补肝肾、安神助眠、延缓衰老。

女人常按揉三阴交穴具有推迟更年期到来、保持女性魅力、改善性冷淡、延缓衰老等功效。能保养子宫和卵巢、调理月经、保养生殖系统，能促进气血畅通，使睡眠踏实，排除体内湿气、浊气、毒素，起到恢复皮肤光洁、使面色红润、抗过敏、祛斑、祛痘、祛皱作用。按揉三阴交穴可主治月经不调、痛经、闭经、不孕症、白带过多、子宫脱垂、难产、产后血晕、恶露不尽、更年期障碍等症。

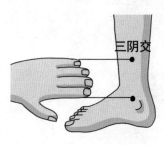

图1-2　三阴交

对于男性而言，三阴交是治疗男子性功能障碍最常用的穴位之一。针灸三阴交可主治遗精、阳痿、阴茎痛、小便不利、睾丸缩腹等症。经常用手指按摩此穴可增强男子性功能。

●● 足三里 ●●

位置。位于小腿外侧，外膝眼下方约 10 厘米（约四根手指宽度），腓骨小头凸起的前下方处（见图 1-3）。

功能。足三里穴是强壮身体的大穴，按摩足三里穴具有健脾和胃、补中益气、增强体质、延年益寿的功效。主治胃肠病证、下肢痿痹、外科疾患、虚劳诸证等症。

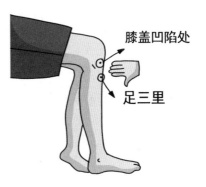

图 1-3 足三里

按摩足三里穴能通经活络、疏风化湿。上午 7 ～ 9 点胃经最旺时，按摩此穴能促进胃肠蠕动，加速身体脂肪消耗，达到减肥的目的。晚上 9 ～ 11 点脾经最旺时，按摩此穴，能起到强体质、抗虚劳、延衰老的作用。

●● 涌 泉 ●●

位置。在足底部，蜷足时足前部凹陷处，大约在足底第 2、第 3 跖趾缝纹头端与足跟连线的前 1/3 与后 2/3 交点上（见图 1-4）。

功能。涌泉穴是肾经的首穴，为急救穴之一。按摩涌泉穴具有补肾壮阳、固本培元、畅通肾经、增强体质、延年益寿等功效。

按摩涌泉穴是常见的养生保健方法。可治疗阳痿、遗精、头目眩晕、健忘、手足怕冷等肾中阳气亏虚的病症。

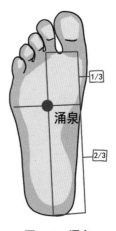

图 1-4 涌泉

●● 关　元 ●●

位置。在下腹部正中线上，肚脐下方3寸处，约四根手指宽度（见图1-5）。

功能。关元穴是人体阴阳元气相交通的地方，也是延年保健的要穴。

按摩关元穴不仅有强身壮体的作用，还有固本补肾、补益元气、回阳固脱、健脾益精、养肝疏泄、通调三焦的功效，可防治泌尿系统、消化系统、肝胆方面的疾病。

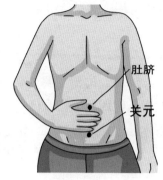

图1-5　关元

9. 自我穴位按压七方法

◦ 中医养生保健素养 ◦

自我穴位按压的基本方法有：点压、按揉、掐按、拿捏、搓擦、叩击、捶打。

腧穴位，常按压，要掌握，学手法。
会按揉，会点压，会掐按，会搓擦，
会叩击，会捶打，会拿捏，共七法。
常练习，穴按压，保健康，效果佳。

穴位按压是以中医学理论为指导，以经络腧穴学说为基础，以按压人体特定穴位为主要施治手段，激发人的经络之气，达到通经活络、平衡阴阳、祛邪扶正、防病治病、养生保健的目的。

自我按压穴位，方法简单，没有场地要求，容易被大众接受、掌握和推广，可作为日常生活中的保健养生方法。点压、按揉、掐按、拿捏、搓擦、叩击、捶打是自我穴位按压常用的七种方法。

●● 点 压 ●●

操作。点压法是利用拇指、食指或中指指端（或手握空拳，用屈指关节的突起部位）来点压人体经络、穴位和特定部位。点压时，要垂直向下瞬间用力点压，也可以逐步加力按压，但要确保用力点集中、刺激性强。

功效。具有开通闭塞、活血止痛的功效，适宜于全身各部位，尤适用于四肢远端小关节的"阿是穴"或压痛点。临床上用于治疗各种痹症、痛症，如腰腿痛、头痛、牙痛等症。

●● 按　揉 ●●

操作。用手掌或拇指、食指或中指的指腹，对人体经络、穴位和特定部位垂直向下按压，同时指腹或手掌进行小幅度的环旋揉动，组成"按揉"复合手法，以带动皮下组织一起做复合运动。按揉时，要紧贴体表穴位，不可移动，用力要由轻而重，不可用暴力按压，要刚中有柔，频率为 120 ～ 160 次 / 分钟，这样才能有好的效果。

功效。自我按揉不同穴位，可产生不同的保健养生功效，临床上多用于脘腹胀痛、胸肋胀闷、便秘、泄泻、组织损伤引起的红、肿、热、痛等症。

●● 掐　按 ●●

操作。用单手或双手指甲，掐按人体经络、穴位和特定部位。掐按时，要有一定的力度，着力或持续，或轻重交替，使之产生较重的酸胀、疼痛等感觉。由于用力较重而刺激面积较小，容易掐破皮肤，为此，可在施掐部位垫放薄布以防止皮肤破损，掐按后可局部轻揉以缓解疼痛。

功效。具有开窍醒神、回阳救逆、祛风散寒、兴奋神经、温通经络的功效。常用于治疗晕厥、头晕、癔症、中风不语、半身不遂等症。

●● 拿　捏 ●●

操作。用拇指与其余四指（或拇指与食指、中指两指）夹住人体经络、穴

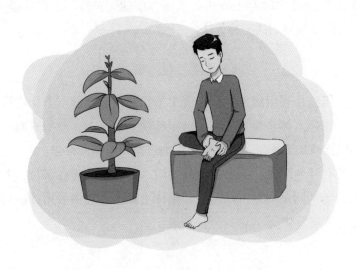

位和特定部位，利用手指把皮肤和肌肉从骨面上提拉起来，相对用力做一紧一松拿捏挤压，使之产生酸、麻、胀的感觉，力度要保持均衡而有节律性。

功效。适用于对头部、颈项部、四肢及背脊进行拿捏，具有舒筋通络、行气活血、加强皮肤和肌腱活动能力、改善血液和淋巴循环等作用。可以用于祛风寒，化瘀血，治疗因风、寒、湿而引起的肌肉、关节疼痛和功能障碍等。

●● 搓　擦 ●●

操作。用单掌或双掌的大鱼际、小鱼际或掌根，附着在人体经络、穴位和特定部位，用力来回摩擦，使之产生一定热量。搓擦时，手指要自然伸开，用力着实平稳，动作均衡连贯，频率快。

功效。具有益气养血、活血通络、祛风除湿、温经散寒的功效，可用于治疗消化不良、腰酸背痛、肢体麻木、末梢神经炎、神经衰弱等症。

●● 叩　击 ●●

操作。取站立姿势，单手或双手握拳，对颈、肩、背、腰、大腿、小腿等肌肉比较丰厚的地方，用拳心、拳背或侧拳进行有节奏的自我叩击。叩击时，力度要先轻后重，再由重而轻。这里所说的"重"，不是用极重的力量，而是相对稍稍加劲，软中有硬，刚柔相济，逐渐转强。与之配合的按压速度要先慢后快，再由快而慢，慢时每秒钟两下，快时逐渐加到每秒钟六至八下，可灵活掌握。

功效。多用于治疗颈、肩、背、腰、腿等部位的局部酸痛、麻木、风湿痹痛、肌肉劳损等症。

●● 捶　打 ●●

操作。用单手或双手握空拳，以小鱼际外侧捶打人体经络、穴位和特定部位。捶打时，全身放松，排除杂念，随起随落，手法轻松自然但刚中有柔，避免生敲硬打；力度要由轻到重，把握好最大力度，使击打部位感受刺激而且舒适。

功效。捶打法是老年人日常的保健方法之一，可改善局部血液循环和肌肉营养代谢、解除肌肉痉挛、促进水肿和血肿的吸收等。临床上多用于治疗局部酸胀、肌肉萎缩等症。

10. 刮 痧

中医养生保健素养

刮痧可以活血、舒筋、通络、解郁、散邪。

刮痧术，要弄懂，去疼痛，皆可用。
化瘀血，筋络通，调气血，毒邪清。

　　刮痧是以中医经络腧穴理论为指导，通过特制的刮痧器具和相应的手法，蘸取一定的介质，在人体经络和穴位（主要是背部）的表皮进行反复刮动、摩擦、按压的养生保健方法。刮痧时，皮肤表面出现红、紫、黑色粟粒状或暗红色的瘀血点、瘀血斑等现象，称为"出痧"，这是刮痧后出现的一种正常反应，数天后可自行消失，不需做特殊处理。

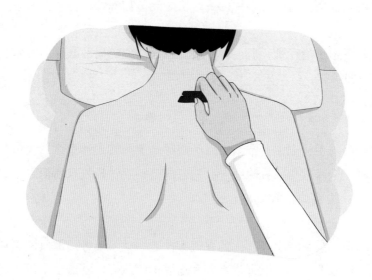

●● 刮痧应用 ●●

中医认为，刮痧可使脏腑秽浊之气通达于外，促使周身气血流畅，逐邪外出。所以，刮痧具有宣通气血、调气解郁、发汗解表、调理脾胃、活血化瘀、舒筋通络、散邪排毒、调理脾胃等功效。

刮痧作为一种非药物疗法，操作简便，见效快速，至今仍在民间流行，广泛应用在疾病防治、养生保健、美容、康复等方面。可用于治疗发热、头痛、中暑、心绞痛、高血压、神经性头痛、坐骨神经痛、乳腺增生、小儿消化不良等症，尤其适用于疼痛性疾病、骨关节退行性疾病如颈椎病、肩周炎的康复；对于感冒发热、咳嗽、哮喘等呼吸系统病证，临床可配合拔罐应用；对于痤疮、黄褐斑等损容性疾病，可配合针灸、刺络放血等疗法；刮痧还适用于亚健康、慢性疲劳综合征等疾病的防治。

●● 刮痧注意事项 ●●

刮痧时要注意适应证、禁忌证等，以免出现不适反应，甚至加重病情，因此最好能在中医师指导下进行。

刮痧时应注意室内保暖，尤其是冬季应避寒冷与风口。夏季刮痧时，应避免风扇直接吹到刮痧部位。出痧后30分钟内不要洗凉水澡。前次刮痧部位的痧斑未退之前，不宜在原处再次进行刮痧。再次刮痧时间须间隔3～6天，以痧退为标准。

凡危急重症如急性传染病、重症心脏病、高血压、中风等，应及时送医院治疗，禁用刮痧疗法。凡刮痧部位的皮肤有溃烂、损伤、炎症以及疾病初愈都不宜刮痧。饱食后或饥饿时不宜刮痧。

11. 拔 罐

中医养生保健素养

拔罐可以散寒湿、除瘀滞、止肿痛、祛毒热。

会拔罐，施巧技，防灼伤，莫大意。
祛毒热，散寒湿，止肿痛，除瘀滞。

拔罐是中医传统养生保健疗法。拔罐时，以罐为工具，利用燃烧、温热或直接抽取罐中空气等方法排除罐内空气，罩扣在患处或穴位上，形成罐中负压，通过紧吸人体经络、穴位和特定部位，产生温热刺激而造成局部体表瘀血，以起到平阴阳、通经络、行气血、散寒湿、除瘀滞、止肿痛、祛毒热、强体质等作用。

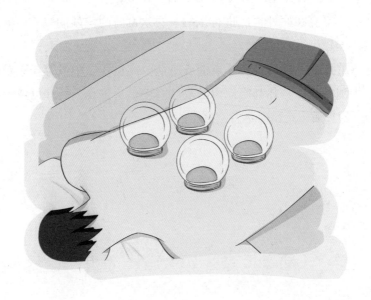

●● 拔罐应用 ●●

许多疾病可以采用拔罐疗法进行治疗，如软组织损伤、风湿痹痛、神经麻痹、腹痛、腰背痛、痛经、头痛等急慢性疼痛，感冒、咳嗽、哮喘、消化不良、胃脘痛、眩晕等脏腑功能紊乱病症，丹毒、毒蛇咬伤、疮疡初起未溃等外科疾病等。

●● 拔罐注意事项 ●●

拔罐看似操作简单，但要注意时间长短，防止烫伤、不良反应和禁忌等事项。

拔罐前准备。在拔罐前要做好准备，先排净大小便；饱腹或空腹时均不宜拔罐；不能无间断地在同一部位反复拔罐；要根据所拔部位的面积大小而选择和准备大小适宜的罐具。

拔罐时注意安全。拔罐时要选择适当的体位和肌肉丰满的部位。若体位不当可导致拔罐移动。骨骼凸凹不平、毛发较多的部位不适宜拔罐。操作时动作必须迅速，才能使罐具紧扣，吸附有力。时间以 10～15 分钟为宜，不要因追求效果而拔罐时间过长。如果是拔火罐，应防止灼伤或烫伤皮肤。

拔罐后处理。拔罐后不要马上冲凉洗澡，尤其是不要冲洗冷水。若烫伤或留罐时间太长而皮肤起水疱时，如果水疱小可敷以消毒纱布，防止擦破即可；如果水疱较大或较多时，应及时就医，以防感染。

拔罐的禁忌。如果拔罐后瘢痕未消退不可再次拔罐。如果皮肤有过敏、溃疡破损、水肿，不宜拔罐。高热、抽搐、痉挛等急性病不宜拔罐。女性月经期、孕期及患其他出血症时，慎用拔罐。

12. 艾 灸

做艾灸，方法多，艾炷燃，穴位灼。
和气血，扶阳弱，调免疫，通经络。

艾灸是运用艾绒或其他药物制作的艾炷（或艾条、艾团），在体表的穴位或特定部位上烧灼、温熨，借灸火的热力以及药物的作用，通过经络传导，起到调和气血、扶阳助弱、调节免疫、温通经络等功效的养生保健方法。

●● 艾灸应用 ●●

艾灸临床运用非常广泛，对治疗慢性虚弱性病症和风、寒、湿邪为患的疾病尤为适宜。如反复感冒、哮喘、慢性结肠炎、各类肝病、胃炎及慢性肾炎、

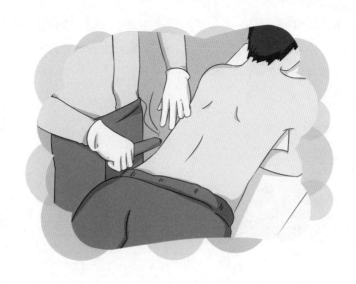

慢性前列腺增生、类风湿性关节炎、痛风、颈椎病、腰椎间盘突出、高血压、脑血管病、面瘫、子宫脱垂、胃下垂、盆腔炎、乳腺增生等。如今，艾灸还被应用于健身养生、女士保养、减肥美容等，颇受人们青睐。

●● 艾灸注意事项 ●●

需要注意的是，艾灸虽好，但要注意时间长短，防止烫伤、不良反应和禁忌等。

时间不可过短或过长。艾灸时间过短则疗效甚微，时间过长则导致火气过剩，容易伤身。一般而言，对于体内湿气较重的人，每日艾灸时间以 10 ～ 15 分钟为宜。

不要过度追求艾灸起疱。一些人在艾灸后会出现起水疱的现象，中医里视其为湿毒排出的征兆。但是，并不是所有湿气重的人都会起水疱，也不是所有的起疱现象均是湿毒排出的征兆。艾灸过程中以有温热感为宜，不应追求灼烧感和灸后起水疱。

防止烫伤。艾灸时，灸炷应距离皮肤 3 ～ 5 厘米。如果灸炷与皮肤距离太近，可能会导致烫伤，皮肤会有灼烧感，而不是温热感；此时的水疱也不是湿毒排出的征象，而是烫伤所致，此时应注意及时就诊，进行治疗。

不要一次性艾灸过多穴位。日常艾灸时一次选择两三个穴位进行艾灸即可，并且不要连续艾灸，最好艾灸几天停几天，以循序渐进为宜。

注意艾灸不良反应和禁忌。艾灸虽然有益于排湿健体，但是长期艾灸的人可能会出现出汗过多、白带增多、小便增多等不良反应，此时应及时告知医师，谨慎艾灸。如果身体极度疲劳或者衰竭、形销骨立、过饥过饱或酒醉、大汗淋漓、情绪不稳、癫痫发作、妇女经期和妊娠期、某些传染病、高热、昏迷等，应禁止艾灸。对于暴露在外的皮肤、关节部位、皮薄肌少、筋肉结聚处、乳头、阴部、心脏部位、眼球等敏感部位不宜艾灸。

13. 煎服中药选好锅

煎服中药避免使用铝、铁质煎煮容器。

煎中药，选好锅，会浸泡，会用火。
宜选用，瓦砂锅，切莫用，铝铁锅。

●● 煎煮中药避免使用铝锅、铁锅 ●●

煎煮中药不要用铝锅、铁锅或不锈钢锅，主要是因为：

1. 中药成分复杂，含有多种生物碱及各种化学物质，而铝、铁是活泼元素，用铝锅、铁锅煎煮中药时，容易与中药里的多种化学成分发生反应，可能改变中药的药性，从而降低药效甚至使药物失效；有的还可能产生不可预估的不良反应。

2. 煎煮中药要慢慢熬制，而铝锅、铁锅或不锈钢锅传热过快，容易导致水分大量蒸发，使不耐高温药物的有效成分蒸发流失。

3. 由于传热太快，煎煮中药时要经常搅拌，否则容易发生药材黏锅、煳锅。

●● 煎煮中药最好选用砂锅、瓦罐 ●●

煎煮中药最好选用砂锅、瓦罐，因为砂锅、瓦罐的化学性质稳定，不容易与药物发生化学反应。另外，砂锅、瓦罐传热慢、受热均匀，煎药时火力比较和缓，不容易煳锅；砂锅、瓦罐保温性比较强，水分蒸发量比较小，药剂成分保留比较完全，可减少不耐高温药物有效成分的流失。所以，选用砂锅、瓦罐煎煮中药最方便实用。

●● 注意清洗砂锅、瓦罐 ●●

　　需要注意的是，砂锅骤然受热或受冷会形成裂纹，因此，刚煎药使用过的砂锅不要立即用凉水清洗，可先放至通风处冷却后，再倒掉药渣清洗干净。

　　砂锅不能用洗洁精浸泡，以防污水、洗洁精渗入细孔中，可用剩茶叶渣擦拭，或用淘米水浸泡、烘热，最后用刷子刷洗。

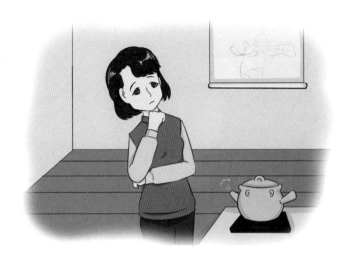

二、健康生活方式与行为

14. 保持心态平和

中医养生保健素养

保持心态平和，适应社会状态，积极乐观地生活与工作。

心平和，心康宁，与社会，相适应。
和喜怒，莫悲痛，节思虑，防惊恐。

中医心理学认为，人的精神活动是整个生命活动的一部分，人体的各种生命活动都与五脏密切相关，均受心理支配和调节；而心理活动的产生及其变化过程，也都与五脏有关，从而产生全身性的影响。

●● 保持心态平和 ●●

保持心态平和就是要调养情志，适应社会状态。人的"怒、喜、思、忧（悲）、恐（惊）"，与"肝、心、脾、肺、肾"五脏相对应，当发生突发、强烈或持久的情志失调时，便会损伤有关的脏腑。反过来，人体五脏失调又会引起不同的情绪反应，导致情志失调。所以保持心态平和，就要学会控制五情，做

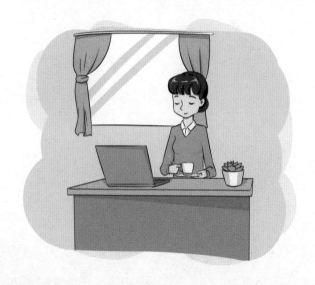

到不嗔怒、莫狂喜、慎思虑、控悲忧、防惊恐。

●● 适应社会状态 ●●

《黄帝内经》提出："和喜怒而安居处"，就是要求我们适应社会状态，面对事物变化，不狂喜，不大怒，保持居住环境祥和稳定。喜与怒是作为常人都有的一种情志表现，喜怒反映人的性情修养、生活甘辛和人体的健康状况。人多阳则多喜，多阴则多怒，狂喜大怒是阴阳失调、肝气等实邪上逆所致。因此，要以积极的心态预防和避免情志病。《黄帝内经》强调要"和喜怒"，关键是"和"，喜怒不要强忍控制，也不要过分宣泄，而是要学会调整心态，适应社会状态。所以，"和喜怒"是养生防病的良方。

●● 情志积极乐观 ●●

避免悲忧。"悲痛"是由于忧郁、哀伤、痛苦而产生的一种情态。表现为忧心忡忡、愁眉苦脸、垂头丧气、面色惨淡、神气不足，甚至悲痛欲绝。中医认为悲是忧的进一步发展。悲忧伤肺，肺气不畅，肺阴耗散，则易出现感冒、咳嗽等疾病，还可表现为某些精神因素所致的皮肤病，如荨麻疹、斑秃、牛皮癣等。老年人由于精气亏虚，心气不足，更容易滋生悲忧之苦，所以应当注意多与外界交流、沟通，多参与各种有益身心的活动，保持积极、乐观的心态，有效避免悲忧情绪。

慎思节虑。"思虑"即集中精力考虑问题。中医认为过思则伤脾，脾伤则吃饭不香，日久则气结不畅，百病随之而起。思虑过度，精神会受到一定影响，思维更加紊乱，引起诸如失眠多梦、神经衰弱等症，大多与过分思虑有关。因此，要学会"慎思节虑"，长期从事脑力劳动者尤其应当注意劳逸结合，及时调整心态和工作状态，合理安排作息时间。

防止惊恐。"惊恐"是遇到突发事件，导致精神极度紧张、胆怯。如骤遇险恶、突临危难、目击异物、耳听巨响等，都可发生惊吓与恐惧。中医认为，惊恐伤肾，长时间担惊受怕容易导致心神失守，肾气不固，出现惊慌、失眠、大小便失禁，甚至精神失常等疾病。突受剧烈惊恐，可以使人当场目瞪口呆、心气逆乱、血行失常、阴阳失衡，严重者可危及生命。所以，我们应当注意补肾安神，避免过度惊恐，保持心态平和。

15. 起居有常

···· 中医养生保健素养 ····

　　起居有常，顺应自然界晨昏昼夜和春夏秋冬的变化规律，并持之以恒。

> 慎起居，适环境，天与人，宜相应。
> 顺昼夜，顺晨昏，随自然，作调整。
> 顺春夏，顺秋冬，随时令，护生命。
> 会作息，会运动，遵天道，持久恒。

　　"起居有常"是指起卧作息和日常生活的各个方面，合乎人体的生理机制，顺应自然界昼夜更替和季节轮转的变化规律。这是传统养生学"天人相应"整体观念的重要范畴，也是养生强体、延年益寿的重要原则。

●● 起居有常 顺应自然 ●●

　　中医养生文化提倡"起居有常，顺应自然"，实际上所追求的是一种人体生命与自然万物的和谐状态。只有做到顺应自然界晨昏昼夜和春夏秋冬的变化规律，并持之以恒，才可能实现祛病延年。

●● 晨昏昼夜 顺应作息 ●●

　　中医养生认为，一日之内随着昼夜晨昏及阴阳消长的变化，人体的阴阳气血也会进行相应的调节而使之相适应。早晨阳气始生，日中而盛，阳气在白天运行于外，推动着人体的脏腑组织器官进行各种功能活动；日暮阳气内敛而收，夜半而藏。

　　因此，为了滋生阳气，人体应按照"日出而作，日落而息"的原则安排每天的作息时间。早晨应多开展室外活动，吐故纳新，流通气血，旺盛生机；充分抓住白天阳气旺盛的最佳时机学习、工作；傍晚日落，阳气开始潜藏，应收敛身体的阳气，减少活动，利用晚上休息，以便恢复精力。

●● 春夏秋冬 顺应时令 ●●

中医养生认为，一年四季具有春温、夏热、秋凉、冬寒的特点，人体相应有春生、夏长、秋收、冬藏的变化。因此，一年四季的精神休养、饮食调摄、起居生活，应顺应四季变化的规律，适当调整生活起居，做到"春夏养阳，秋冬养阴"。

如着装方面，要根据不同年龄、性别和节气变化慎重选择服饰，还要特别注意做好"春不忙减衣，秋不忙增衣""春捂秋冻"的养生措施，制订符合生理需要的作息时间表，养成按时作息的生活习惯，使人体的生理功能保持稳定、平衡。

●● 起居无常 损害健康 ●●

现代养生学认为，规律的生活作息，能使大脑皮层形成有节律的条件反射系统，这是健康长寿的必要条件。随着年龄的不断增长，人的身体形态、结构及其功能开始出现一系列退行性变化。如适应能力下降、抵抗能力下降、发病率增加等，这些变化统称为"老化"。老化是一个比较漫长的过程，衰老多发生在老化过程的后期，是老化的结果。生理性衰老是生命过程的必然，但我们可通过养生延缓衰老；病理性衰老可结合保健防病加以控制。

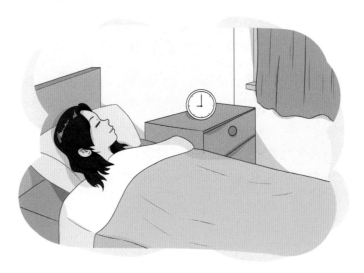

16. 四季起居要点

中医养生保健素养

四季起居要点：春季、夏季宜晚睡早起，秋季宜早睡早起，冬季宜早睡晚起。

慎起居，顺四时，善摄生，调作息。

春季到，舒形体，宜晚睡，宜早起。

夏季热，宣阳气，宜晚睡，宜早起。

秋季凉，保精气，宜早睡，宜早起。

冬季寒，藏阳气，宜早睡，宜晚起。

此四季，养身体，会劳作，会休息。

中医养生保健认为，春夏宜养阳，秋冬宜养阴。春、夏两季应当晚睡早起，秋季必须早睡早起，冬季应早睡晚起，这样才能平衡阴阳，调和五脏，健康长寿。

●● 春季起居 ●●

春季是阳气升发、万物生长的时节，气候乍寒乍热，春气所攻，皮肤舒展，末梢血液供应和汗腺分泌增多，身体各器官负荷增大，中枢神经系统却发生一种镇静、催眠作用，因此身体感觉困倦，如果贪图睡懒觉，则不利于阳气升发。所以，我们要顺应季节规律，调整作息，稍晚一点睡觉、早一点起床，以适应昼夜长短所带来的阴阳消长变化。

●● 夏季起居 ●●

夏季是一年里阳气最盛的季节，气候炎热而生机旺盛，对于人体来说也是新陈代谢旺盛的时期，人体阳气外发，气血运行亦相应地旺盛起来，并且活跃于机体表面。与此同时，湿为长夏之主气，伏阴在内，湿为阴邪，会伤人体阳气。因此，夏季要注意保护体内的阳气，每天要早起床，以顺应阳气的充盈与盛实；要晚入睡，以顺应阴气的不足。

●● 秋季起居 ●●

秋季阳气衰减，阴气日增生，景物萧条，秋雨绵绵，天气逐渐变得寒凉而又冷热交替。对应人体的阳气也随之内敛，所以要早睡早起，以便贮存体内阳气。

●● 冬季起居 ●●

冬季天寒地冻，草木凋零，动植物多以冬眠来养精蓄锐，为来年生长做准备。人体也应该顺应自然界的特点而适当地减少活动，注意保暖，躲避寒冷，以保养好人体的阳气，减少阴精损耗。所以传统养生学提出人们在冬季早睡晚起，有利于阳气的潜藏和阴精的积蓄，对健康有益。

●● 早睡晚睡与早起晚起 ●●

中医养生理念的睡觉和起床时间分别在亥时（晚上 21～23 点）和卯时（早上 5～7 点）。晚上 22 点是亥时的中间时间，早上 6 点是卯时的中间时间。因

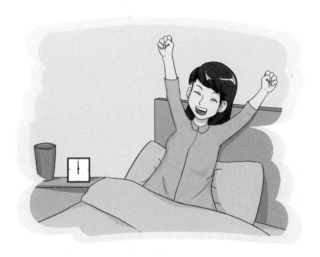

此，晚上 22 点之前睡觉是早睡，晚上 22 点之后是晚睡；早上 6 点之前起床是早起，早上 6 点之后是晚起；同时，晚睡不过亥时，晚起不过卯时（见表 2-1）。

表 2-1　一年四季睡眠时间表

	睡眠要求	上床睡觉时间	起床时间
春	晚睡早起	22:00 ~ 23:00	5:00 ~ 6:00
夏	晚睡早起	22:00 ~ 23:00	5:00 ~ 6:00
秋	早睡早起	21:00 ~ 22:00	5:00 ~ 6:00
冬	早睡晚起	21:00 ~ 22:00	6:00 ~ 7:00

●● 充足睡眠 ●●

充足睡眠是一种非常简单而且行之有效的休息方式。有劳有逸，起居有常，才能充分发挥人体各器官功能，预防和消除疲劳，防止身心健康受损。睡眠时间不足会导致疲劳难以恢复，不仅影响生活质量，还会导致工作和学习效率降低、身体健康状况不佳、抑郁、注意力不集中、记忆力差，以及与疲劳相关的意外事故（如车祸、工伤等）发生率升高，等等。但睡眠时间过长会使中枢神经系统长期处于抑制状态，起床后便会感到无力、头晕，还会使呼吸频率减慢，吸入氧气减少，心脏、肺和血液循环负担加重，增加心脏病和脑血管栓塞的风险。

一般来说，成年人每天应保证 7 ~ 8 小时的睡眠时间，儿童和青少年每天应保证 9 ~ 10 小时的睡眠时间。

17. 饮食要均衡搭配

中 医 养 生 保 健 素 养

饮食要注意谷类、蔬菜、水果、禽肉等营养要素的均衡搭配，不要偏食偏嗜。

说饮食，要均衡，蔬果多，谷薯丰。

荤素配，肉少用，不偏食，少疾病。

人类要维持生命活动就必须注意饮食营养。中医养生要求做到合理膳食，饮食要注意谷类、蔬菜、水果、禽肉等营养要素的均衡搭配，不要偏食偏嗜。

人体必需的营养素有 7 大类，40 多种。而人体对各种营养素的需求量各不相同，任何一种天然食物都不能提供人体所需的全部营养，所以，我们每天都要注意从谷类、蔬菜、水果、禽肉等食物中获取营养。既要食不过量，又要注意避免因过度节食影响必要营养素的摄入。每天的膳食应包括谷薯类、蔬菜水果类、畜禽鱼蛋奶类、大豆坚果类等食物，平均每天至少摄入 12 种食物，每周 25 种以上。

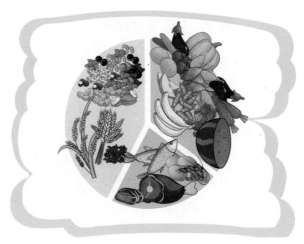

食物在进行精细加工过程中，损失了大量的纤维素和其他营养成分。所以必须注意荤素搭配、粗细搭配，从而保持膳食营养结构的合理，满足人体各种营养需求，达到促进健康的目的。

●● 膳食以谷类为主 ●●

谷类食物包括米、面、杂粮，是我国居民传统膳食的主体，是人类最好的、最经济的能量来源。在我国居民膳食中，50%～60%的能量和50%～55%的蛋白质是由谷类食物提供的，同时谷类食物也是矿物质和 B 族维生素的主要来源，这样既保证了能量充足，又可避免摄入过多的脂肪，有效预防心脑血管疾病、糖尿病和癌症的发生。尤其是粳米、小豆、麦、大豆、黄黍等五谷杂粮，不仅可以作为食物提供生命活动所必需的营养和能量，还具有促进消化、防治疾病的功效。薯类如甘薯、马铃薯、木薯和芋薯等含有丰富的淀粉、膳食纤维以及多种维生素和矿物质，有利于保持肠道通畅。

建议成年人每天摄入250～400克的谷类食物，并适当增加薯类摄入量，每周吃 5 次左右，每次摄入 50～100 克。

●● 多吃蔬菜和水果 ●●

蔬菜、水果是维生素、矿物质、膳食纤维和植物化学物质的重要来源，蔬菜、水果对保持肠道正常功能，提高免疫力，降低罹患肥胖、糖尿病、高血压等慢性疾病的风险都具有重要作用。

成年人每天应摄入蔬菜300～500克、水果200～400克。

●● 合理食用禽肉荤菜 ●●

鱼、禽、蛋和瘦肉均属于动物性食物，是人类优质蛋白质、脂类、脂溶性维生素、B 族维生素和矿物质的良好来源，是平衡膳食的重要组成部分。目前我国部分城市居民食用动物性食物较多，尤其是摄入的猪肉过多，而动物性食物一般都含有一定量的饱和脂肪和胆固醇，摄入过多可能增加罹患心血管疾病的风险，因此，应适当多吃鱼、禽肉，减少猪肉摄入量。

建议每天应该摄入鱼虾类50～100克，畜、禽肉50～75克，蛋类25～50克。

18. 饮食宜细嚼慢咽

中医养生保健素养

饮食宜细嚼慢咽，勿暴饮暴食，用餐时应专心，并保持心情愉快。

节饮食，利养身，讲规律，益身心。
要细嚼，要慢咽，控食速，莫狼吞。
勿暴食，勿暴饮，控食量，饱七分。
用餐时，须专心，不笑闹，凝精神。

中医养生认为，"饮食有节"并不是简单地减少饮食，而是指"饮食要有节制"，不能随心所欲，要注意节制"进食数量、进食时间、进食情绪"，要求进食时细嚼慢咽，不能暴饮暴食，要专心用餐，用餐时要保持心情愉快。

●● 要细嚼慢咽 ●●

细嚼慢咽就是要控制和减缓进食速度，这是我国传统养生保健的基本要求。中医认为，脾气健旺则知饥欲食。细嚼慢咽有助于对食物的消化吸收，具有健脾益胃功效。

促进唾液分泌。唾液是一种消化液，可以湿润口腔，软化食物，使之便于吞咽。细嚼慢咽可通过分泌唾液清除食物残渣，保持口腔清洁；可刺激味觉，增加食欲；降低胃酸浓度，有利于防治溃疡病。

有助塑形美容。肥胖者比一般人进食速度要快，而细嚼慢咽能使食物进入胃部的速度减慢，在相同时间内能够减少进食量，因而有助于减肥和控制体重。细嚼慢咽还有助于提高牙齿的咀嚼力，促进面部肌肉运动；刺激感觉神经和交感神经，改善血液循环，提高肌肤细胞代谢活力，有利于美容。

有益老年保健。老年人牙齿磨损、味觉减退、消化液分泌减少，为弥补消化功能退化的不足，更应当细嚼慢咽，促进消化吸收。此外，细嚼慢咽时，唾液腺还会合成一种具有升高血糖的激素，并与血液中其他激素一起，共同调节和维持血糖的稳定。

●● 不要暴饮暴食 ●●

饮食是人们摄取食物营养的重要且不可缺少的来源，它供给人体所需的各种营养素，以维持生命，帮助生长发育等。因此，可以说，没有饮食，也就没有生命。但是，是不是饮食越多越有利于健康呢？

答案当然是否定的。暴饮暴食会导致营养过剩，引起一系列疾病，甚至缩短人的寿命。饮食过多会超过胃的容量，加重胃的负担，造成消化液分泌供不应求，引起消化功能紊乱，甚至导致急性胃扩张、胃穿孔或急性胰腺炎等；过量饮食会损伤免疫功能，造成胆固醇和胰岛素增高，从而抑制淋巴细胞和巨噬细胞的免疫功能，导致抗病力下降，罹患高血压、冠心病、动脉硬化、糖尿病等疾病的风险增加。

●● 用餐时专心致志 ●●

用餐时一定要专心致志。不要边用餐边说笑，尤其是小孩子吃东西时不要嬉笑打闹。我们在吞咽食物时，呼吸和咽食动作同时进行，如果吃饭时大说大

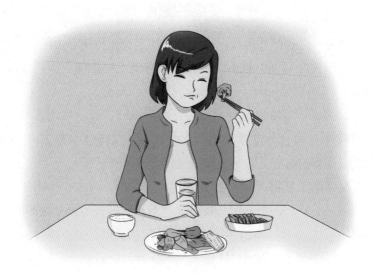

笑、打打闹闹，就容易使食物误入气管或鼻腔内，轻则引起呛咳、打喷嚏、流泪等现象，重则引起呼吸系统炎症，甚至因窒息而导致生命危险。

用餐时不要看电视，也不要边吃边聊。人体摄入食物后，消化器官需要血液供应以顺利完成食物消化。但如果边吃饭边看电视，由于大脑活动也需要消耗血液，从而导致消化器官获得的血液和能量减少，进而出现消化不良症状。如果吃饭时注意力放在电视上，或狼吞虎咽，或囫囵吞枣，或漫不经心，长此以往，会导致食欲降低，容易引起胃部功能紊乱，甚至胃下垂。有的甚至还因为看电视，而将异物吞入气管导致意外发生。

●● 用餐时心情愉快 ●●

情绪会直接影响我们的食欲。当情绪不好的时候，胃液分泌减少，胃肠蠕动减慢，从而使消化和吸收功能减退。长期心情不好会导致食欲下降，胆固醇沉积，容易患胆结石。此外，有的人因长期不良情绪影响而患上厌食症，导致营养不良、贫血、内分泌失调等；有的人因长期不良情绪而暴饮暴食，导致体重失控、肥胖等。

因此，就餐时应当保持愉快的心情，避免考虑复杂、忧心的事情，尤其要纠正就餐时争论问题、安排工作的习惯。对于儿童，更应该营造快乐、和谐的用餐氛围，可以播放一些轻松愉快的音乐作为"佐餐"，不仅可以增加用餐情趣，还有助于纠正孩子偏食、厌食的习惯。

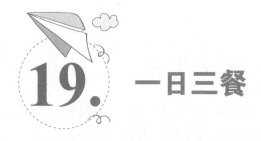

19. 一日三餐

一日三餐，安排巧，质与量，控制好。
吃早餐，很重要，升阳气，营养高。
吃午餐，补消耗，储能量，要吃饱。
吃晚餐，食量少，控热量，利睡觉。

讲究饮食规律是养生的基本原则。要按时有规律地进食，一日三餐要巧安排。

●● 三餐原则 ●●

坚持一日三餐、定时定量。按时进食，养成良好的饮食习惯，有利于消化器官协调配合、有张有弛、有劳有逸，确保脾胃功能健旺，有利于身体健康。倘若不分时间，随意进食，必然会打破正常的饮食规律，久而久之，会导致脾胃功能失调，消化能力减弱，食欲逐渐减退。

一日之内，人体阴阳气血与昼夜盛衰变化各有不同，对饮食营养的需求也不一样。中国传统养生重视一日三餐巧安排，其原则就是"早餐要好，午餐要饱，晚餐要少"。

●● 早餐要好 ●●

"早餐要好"是指早餐要吃高质量、高营养价值的食物，便于人体吸收，为全天各种活动提供充足的能量储备。经过一夜的睡眠，食物已经被充分消化，胃肠接近空虚，此时是体内补充和吸收营养的最佳时期。而早晨又是人体阳气渐长的时候，人体经过充分休息使精神逐渐旺盛起来，我们需要借助高质量、高营养的早餐来升发阳气，补充能量，确保白天精力充沛。

早餐应占全天膳食总热量的30%，而且要注重营养价值，便于人体消化、吸收。可选择体积小而富有热量的食物，注意干稀搭配，如牛奶、牛排、鸡蛋、麦片、发酵性食物等，确保早餐食物能提供优质的蛋白质、丰富的维生素和矿物质、适量的脂肪和膳食纤维，这样有助于维持血糖水平，提供充足能量，维护消化道功能。

●● 午餐要饱 ●●

午餐在人体阴阳转化的过程中具有"承上启下"的作用。白天阳气逐渐隆盛，人体新陈代谢旺盛，而且上午工作、学习任务重，导致人体能量消耗多，需要的营养供给自然也多。"承上"就是补充上午活动的消耗能量；"启下"就是满足下午生命活动的需求。所以，午餐要吃饱，所谓"饱"是指要保证饮食的质与量。

午餐应占全天膳食总热量的40%。午餐要饱就是要有足够的主食、高质量的蛋白质，同时蔬菜、水果不可少。如大米、玉米、薯类等主食；红肉、海产品、动物肝脏、肉等荤菜，各种蔬菜、水果。午餐要杂食，最好有粗粮，这样有利于血糖在下午缓慢释放，使大脑中的糖类来源更持久、更稳定。当然，午

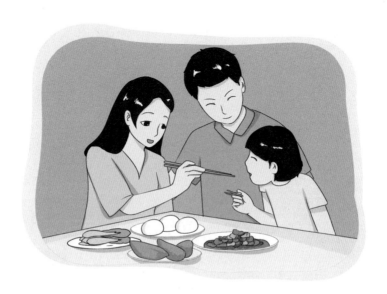

餐也不宜过饱，过饱则使胃肠负担过重，影响机体的正常活动和健康。此外，含糖较多的食物如甜食、饮料等，容易引起肥胖，不宜作为主食。

●● 晚餐要少 ●●

晚餐不宜多食。晚餐之际，阳气逐渐下沉，阴气开始上升，人体活动逐渐减少，并且接近睡眠时段，所需要的营养供给相对少些，因而晚餐一定要控制食量，减少进食。如果晚餐过饱，容易增加胃肠负担，会引起消化不良，导致大脑皮层活跃，影响睡眠。长期晚餐过饱还会刺激胰岛素大量分泌，引起胆固醇升高，从而埋下糖尿病和动脉硬化的祸根。

晚餐应占全天膳食总热量的30%。晚餐进食要少一些，最好以低热量、易消化的素食为主，减少肉类和脂肪类食物的摄入。晚餐时间在 18 时左右，注意晚餐后适度运动，帮助消化，尤其不可晚餐后立即睡觉。

20. 饭前饭后讲卫生

中 医 养 生 保 健 素 养

饭前洗手，饭后漱口。

讲卫生，饭前后，若做到，少病忧。
饮食前，要洗手；饮食后，要漱口。

"病从口入"的意思是说，一些疾病常因饮食不注意而传染。所以要注意饮食卫生，防止病从口入，除了要做好食品卫生、饮食要清洁、烹饪符合卫生要求、不吃过期变质食物，还要养成饭前洗手、饭后漱口的健康行为习惯。

●● 饭前洗手 ●●

生活之中，我们的双手不可避免地随处触摸，手掌、手指、指甲、手腕等不可避免地沾染上各种各样的病毒、细菌、螺旋体、支原体、衣原体等病原微生物和寄生虫，如果我们不洗干净双手就直接拿取食物，这些病原微生物和寄生虫就会随着食物进入我们身体内，容易患上肠炎、痢疾、伤寒、肝炎、蛔虫病等胃肠道传染病，严重者还会有生命危险。

●● 七步洗手法 ●●

为了彻底清洗干净双手，预防接触感染，减少传染病的传播，洗手前我们要先摘除手表和戒指等饰物，然后用流动水湿润双手，在手掌上均匀

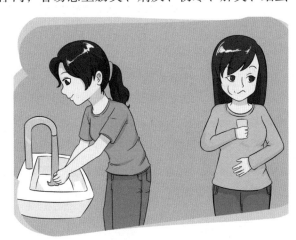

涂抹肥皂或洗手液，再采用"七步洗手法"认真搓洗双手的手掌、手背、指缝、指背、拇指、指尖、手腕七个部位，再用流动水冲洗干净，最后用纸巾或毛巾等擦干双手。

为便于记忆，人们将"七步洗手法"总结为一句话"内—外—夹—弓—大—立—腕"（见表2-2）。

表 2-2　七步洗手法操作表

步骤	简称	洗手部位	洗手方法
		做好准备	洗手前应先摘除戒指、手表和其他装饰物 然后用流动水湿润双手，涂抹洗手液或肥皂
1	内	洗手掌	掌心相对，手指并拢，相互揉搓
2	外	洗手背	掌心对手背，两手交叉揉搓，双手交替进行
3	夹	洗指缝	掌心相对，十指交叉揉搓
4	弓	洗指背	十指弯曲拱手相握，相互转动揉搓，两手交替进行
5	大	洗拇指	手握拇指，转动揉搓，两手交替进行
6	立	洗指尖	指尖并拢，竖立于掌心，旋转揉搓，两手交替进行
7	腕	洗手腕	握住手腕，旋转式揉搓，两手交替进行 最后，用纸巾或毛巾等擦干双手

●● 饭后漱口 ●●

口腔是消化道和呼吸道的起端，具有咀嚼、吞咽、言语、感觉和维持颌面部形态等功能。口腔健康是全身健康的基础。世界卫生组织把口腔健康列入健康十大标准，并认为口腔健康标准为"牙齿清洁、无龋洞、无痛感，牙龈颜色正常、无出血现象"。

因此，我们要保持口腔卫生，提倡在每次进食后半小时内，就要用清水漱口，清除食物残渣。同时，养成早晚刷牙的好习惯，使用保健牙刷，采用"水平颤动拂刷法"上下顺着牙缝刷牙，每次刷牙时间不少于3分钟；刷牙后用清水冲洗牙刷上的食物残渣和细菌，将刷毛上的水分甩干，置于通风处。为防止牙刷藏匿细菌，应每3个月左右更换一次牙刷；若刷毛发生弯曲或倒伏，便会对口腔组织造成损伤，须立即更换牙刷。

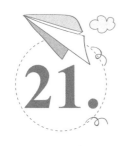

21. 女性生理期

中医养生保健素养

　　妇女有月经期、妊娠期、哺乳期和更年期等生理周期，养生保健各有特点。

　　说女性，生理期，要养生，莫大意。
　　月经期，调月事，疏肝郁，免生气。
　　妊娠期，要仔细，讲卫生，适劳逸。
　　哺乳期，不容易，喂母乳，防乳疾。
　　更年期，衰脏器，综合征，要调理。
　　此四期，要重视，做保健，强身体。

　　中医认为，女性有月经期、妊娠期、哺乳期和更年期等生理周期，其脏腑、经络、气血活动表现与男子有所不同。尤其是肾气作为人的先天之本、元气之根，是人体生长、发育和生殖的根本，决定着人体的盛衰变化和繁衍续断。女性的肾气盛衰有其自然节律，基本上以 7 岁为一个节律阶段，每个阶段有不同的生理特点。因此，女性应采取适宜的措施进行养生保健。

●● 月经期养生 ●●

　　女子 7 岁时肾气开始逐渐充盛，至 14 岁左右月经来潮，具备了生殖能力，月经期应当注意饮食、精神、起居等方面的养生调摄。

　　月经期要注意调月事，疏肝郁，和情志。中医认为，女性月事不调，出现月经量少、推迟或者痛经等症状，往往与肝气郁结、气血不畅相关。经血下泄、阴血偏虚、肝失濡养等会产生紧张忧郁、烦闷易怒的心理，以及乳房胀痛、腰酸疲乏、小腹坠胀等症。因此，在月经前后或月经期间，都应保持心情舒畅，避免七情过度。否则，会引起脏腑功能失调，气血运行逆乱，月经期不适加重，导致月经失调、闭经等症。

月经期要讲卫生、适寒温、禁房事。行经期间，邪气易于入侵致病，必须保持外阴、内裤、卫生巾等用品的清洁，勤洗勤换。洗浴宜淋浴，不可盆浴、游泳，严禁房事。

月经期要注意饮食，运动适量。月经期间，多有乳房胀痛，小腹坠胀，纳少便溏等肝强脾弱现象，应吃清淡且富有营养的食品。忌食生冷、酸辣辛热的食物。

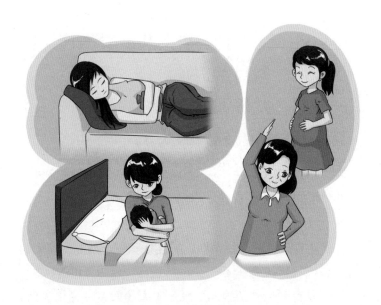

●● 妊娠期养生 ●●

从怀孕到分娩这个阶段，称为"妊娠"，也称"怀孕"。妊娠是一个复杂的生理过程，由于胎儿的生长发育，孕妇身体相应地会出现一系列变化，如果这些变化一旦超出正常范畴，或孕妇患病不能适应妊娠变化，那么孕妇和胎儿都可能出现病理情况，甚至危及孕妇和胎儿的生命。

讲究口腔卫生。在孕期由于内分泌、饮食习惯发生变化以及身体消耗增加等原因，孕妇非常容易出现牙龈肿胀、牙龈出血、蛀牙等口腔疾病。因此，孕妇要特别注意口腔卫生，坚持早晚刷牙，餐后漱口，每隔3个月进行一次口腔检查。如果自觉有口腔疾病，应随时就诊，及时处理。

加强饮食调摄。孕妇应当保证合理膳食，均衡营养，尽可能补充足够营养以满足妊娠需要；选择自己喜爱的食物，少食多餐，不可暴饮暴食；多吃蔬菜、水果等富含维生素的食物；坚持摄入低盐清淡饮食，多食用一些易于消化且富含蛋白质、维生素以及钙、铁、锌等微量元素的食物，并在医生指导下适量补充铁、钙等营养素；避免食用肥甘厚味及辛辣热性的食物，要及时补充体内因呕吐而丢失的水分；如果身体不适，要及时就诊，在医生指导下调治，不能自行用药，以免流产或导致胎儿畸形。

注意劳逸适度。要注意劳逸适度，不可过度劳累，避免登高、负重以及剧烈运动，尤其要防止摔倒、挫伤等；也不要过度安逸，躺着不动，导致体重过度增加而引起肥胖。在怀孕早期（即前 12 周）最好不要做剧烈运动，以利于胚胎在子宫里牢固地"扎下营盘"，运动失当很可能会导致流产。在怀孕后期（即 28 周以后），胎儿已经长得很大，运动有可能导致早产等问题。因此，孕妇怀孕的第 16～28 周之间是较为适宜的运动时间，可在医生指导下，制订科学的孕期锻炼计划，进行运动锻炼。

防止不利因素。妊娠期要面对妊娠反应、身体变形、生理变化、行动不便、情志抑郁等多种不利因素。如妊娠初期，由于血聚于下，冲脉气盛，肝气上逆，胃气不降，易出现饮食偏嗜、恶心作呕、晨起头晕等现象。妊娠 3 个月后，白带稍增多。妊娠 4～5 个月后，胎体逐渐增大，孕妇小腹部逐渐膨隆，行动不便。妊娠 6 个月后，胎儿渐大，阻滞气机，水道不利，常可出现轻度肿胀。妊娠末期，由于胎儿先露部压迫膀胱与直肠，可见小便频数、大便秘结等现象，这些都是正常现象。孕妇要坦然面对，保持乐观的态度，避免精神刺激和思虑过度。要节制房事，保持外阴清洁；要强健身体素质，不能贪凉或过暖，以免感染外邪致病。

●● 哺乳期养生 ●●

哺乳期的女性处于产后机体康复的阶段，又要承担哺育婴儿的重任，哺乳期养生保健对母子都很重要。

提倡母乳喂养。母乳是婴儿最理想的天然食品，提倡母乳喂养。应当在新生儿出生后 1 小时内（最早可在产后 30 分钟内）开始喂奶，其原则是"早接触、早吸吮、早开奶，按需哺乳"。要注意哺乳卫生，产后将乳头洗净，每次哺乳前，乳母要洗手，用温开水清洗乳头，避免婴儿吸入不洁之物。哺乳后也要保持乳头清洁和干燥，不要让婴儿含着乳头入睡。如果乳房胀硬疼痛，可做局部热敷，使乳络通畅，乳汁得行。若出现乳头皲裂造成乳痈，应及时医治。

讲究饮食营养。中医认为，乳汁是由气血生化而成的，气血又是由脾胃生化而成的，脾胃生化气血需要饮食营养。可见，产后乳汁充足与否、质量如何，与脾胃盛衰及饮食营养密切相关，与哺乳期养生密不可分。如适量增加鱼、禽、蛋、肉及新鲜蔬菜和水果的摄入，多喝鱼汤、鸡汤、猪蹄汤等，以保证乳汁的质和量。忌食刺激性食品，勿滥用补品。适量吃新鲜蔬菜和水果，以促进胃肠蠕动，防止便秘。若乳汁自出或过少，须求医诊治。

注意起居卫生。产妇应当养成良好的个人卫生习惯，提倡开窗通风、刷牙、洗澡等。疲劳过度、情志郁结等均可影响乳汁的正常分泌。还要注意避孕，用延长哺乳来作为避孕措施是不可靠的，最好用避孕工具，服用避孕药可抑制乳汁分泌而影响哺乳。

谨慎服用药物。许多药物可以经过乳母的血液循环进入乳汁。例如，乳母服用大黄可使婴儿泄泻，阿托品、四环素、红霉素、苯巴比妥及磺胺类都可从乳腺排出而进入乳汁。如长期或大量服用，可使婴儿发生中毒。因此，乳母在哺乳期应慎服药物。

●● 更年期养生 ●●

女性35岁以后，三阳经脉开始衰败，女子出现面容憔悴、脱发、白发等衰老现象。49岁左右，因肾气衰退而致"五脏皆衰"，维持月经的"天癸"衰竭，月经断绝，进入了更年期。更年期是女性生理机能从成熟到衰退的一个转变时期，亦是生育机能从旺盛转为衰退乃至丧失的过渡时期。由于肾气渐衰，阴阳失调，出现头晕目眩、头痛耳鸣、心悸失眠、烦躁易怒或忧郁、月经紊乱、烘热汗出等症，称为更年期综合征，轻重因人而异。如果调摄适当，可避免或减轻更年期综合征。更年期妇女应注意以下几个问题。

自我调摄情志。更年期妇女应当正确认识自己的生理变化，解除不必要的思想负担，排除紧张恐惧、消极焦虑的心理和无端的猜疑。避免不良的精神刺激。遇事不怒，心中若有不快，可与亲朋倾诉宣泄。可根据自己的性格爱好选择适当的文体活动怡情养性。要保持乐观情绪，胸怀开阔，树立信心，度过短暂的更年期，重新步入人生坦途。

做好饮食调养。更年期女性饮食营养的调节重点是护卫脾肾、充养肾气，预防或调治其生理功能的紊乱。更年期女性肾气衰微，天癸将竭，月经频繁，经血量多，经期延长，容易出现贫血、营养不良，可选择食用鸡蛋、动物内脏、瘦肉、黄豆制品、牛奶等高蛋白质食物，菠菜、油菜等绿叶蔬菜，黑木耳、黑芝麻、胡桃等补肾食品。适度补充钙、镁、B族维生素、维生素C和维生素E，同时配合运动疏解压力和促进骨质健康，有效地预防和改善更年期症状。

注意劳逸结合。更年期女性应注重劳逸结合，保证睡眠和休息。但是过分贪睡反致懒散萎靡，不利于健康。只要身体状况好，就应正常工作、学习和生活，适量运动，调节好生命节律，改善睡眠，避免体重过度增加。

定期健康检查。更年期女性常有月经紊乱，好发生殖器官肿瘤。若出现月经来潮持续10天以上仍不停止，或月经过多而引起贫血趋势时，则须就医诊治。若绝经后阴道出血或白带增多，应去正规医疗机构做相关检查，及时处理。在更年期阶段，最好每半年至一年做一次体检，包括妇科检查、宫颈刮片、妇科肿瘤标志物检测等，以便及早发现疾病，早期治疗。

22. 不抽烟慎饮酒

中医养生保健素养

不抽烟，慎饮酒，可减少相关疾病的发生。

> 说烟酒，害异常，你我他，都遭殃。
> 耗钱财，损健康，戒烟酒，寿命长。
> 若吸烟，自身伤，二手烟，害同行。
> 尼古丁，瘾断肠，烟焦油，癌凶狂。
> 若酗酒，伤肝脏，降食欲，坏胃肠。
> 致中毒，发癫狂，诱犯罪，意外伤。
> 不抽烟，少病恙，慎饮酒，应少量。
> 快行动，为健康，强身体，好形象。

戒烟限酒是健康四大基石的重要内容。我们要认识烟酒危害，不抽烟，慎饮酒，减少烟酒相关疾病的发生。最重要的是应立即行动起来，养成健康的行为和生活方式。

•• 吸烟有害健康 ••

烟草危害是全球公认的公共卫生问题，吸烟和二手烟暴露会导致癌症、心血管疾病、呼吸系统疾病以及其他多种健康问题。吸烟导致的严重疾病和过早死亡给吸烟者家庭和社会带来巨大的负担。

根据世界卫生组织报告，全世界共有 13 亿多名烟草使用者，其中已经有超过 4000 万名 13～15 岁的年轻人；每 3 名吸烟者中就有 1 名死于吸烟相关疾病，吸烟者的平均寿命比非吸烟者缩短 10 年。每年因吸烟相关疾病所致的死亡人数超过 100 万，因二手烟暴露导致的死亡人数超过 10 万。

●● 警惕"低危害卷烟"、电子烟的危害 ●●

"低焦油卷烟"并未降低吸烟者的疾病风险。实验发现，吸"低焦油卷烟"者，体内的烟草烟雾有害成分含量并不比吸普通卷烟的人低。相反，吸烟者在吸"低焦油卷烟"过程中存在"吸烟补偿行为"，增加了吸烟的数量，以补偿吸入体内的焦油和尼古丁的绝对量，所以实际吸入的焦油等有害物质的含量并未减少。

"中草药卷烟"是把中草药或其制品加入滤嘴或者烟丝中，宣传中草药的药用功能。实际上，"中草药卷烟"的尼古丁、亚硝酸盐等有害成分含量与普通卷烟并没有差别。

电子烟虽然"不释放焦油"，但电子烟的烟弹含有尼古丁、多种香料以及丙二醇等有机化学溶剂，加热后产生的气溶胶通常含有二元醇、醛类、亚硝胺、多环芳烃等多种有毒物质和致癌物质。吸电子烟、电子二手烟同样会产生对尼古丁的依赖，并会对呼吸道产生损伤，影响人体健康，还可引发心脏病、肺部疾病、脑中风、癫痫、哮喘和过敏等疾病。

因此，一些电子烟生产商、经销商宣称电子烟"轻松戒烟""清除肺毒""对身体无害"，实则是对广大消费者的欺骗。

吸电子烟时有一种类似吸烟的感觉，儿童和青少年对尼古丁敏感，容易增加成瘾风险，影响大脑功能。

●● 戒烟越早越好 ●●

长期吸烟者其实已经产生烟草依赖，世界卫生组织在 1998 年将烟草依赖列为"慢性成瘾性疾病"。戒烟能有效降低罹患吸烟相关疾病的风险。任何时候戒烟都会对身体产生益处，戒烟越早越好，任何时候戒烟都不晚。

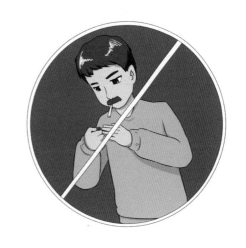

对多数烟民来说，戒烟是件很困难的事，尽管多数人都明白吸烟有害，但

烟瘾却让人无法自拔。尤其是烟瘾严重者，可能还需要服用戒烟药物来帮助戒烟，因此，需要医院戒烟门诊帮助吸烟者完成戒烟过程。这些专业服务包括对吸烟情况、成瘾情况和戒烟意愿等进行评估，针对吸烟者个体情况制定个性化戒烟治疗方案。如处方戒烟药物、行为干预、戒烟咨询等；医生还会对吸烟者进行随访，了解其戒烟情况，帮助其解决戒烟过程中遇到的问题。

只要有戒烟的决心、恒心和毅力，并有戒烟门诊的专业服务，任何人都能彻底戒烟。

●● 过度饮酒的危害 ●●

酒的主要成分是酒精。酒精对人体组织器官和各系统长期不断刺激，可导致胃癌、急慢性胃炎、心脏病、高血压、中风、慢性中毒、神经衰弱等。酒精对精子、卵子也有毒害作用，能引起不孕、流产或影响胎儿的生长发育和智力发育。

*酗酒、醉酒损伤肝脏。*摄入人体的酒精主要依赖肝脏进行氧化分解。大量饮酒时，如果肝脏没能及时处理酒精，就容易引起急性酒精中毒。长期酗酒、醉酒会损害肝功能，导致酒精性肝病，如酒精性脂肪肝、酒精性肝炎、酒精性肝纤维化和酒精性肝硬化、肝癌等。乙肝、丙肝患者饮酒可加重肝损害，增加酒精性肝病发生的风险。

*酗酒、醉酒损伤大脑。*酗酒、醉酒可使人的脑动脉硬化、脑血流量减少、脑细胞退化，大脑功能日益迟钝，记忆力减退，出现焦虑、抑郁、意识障碍、手指颤抖、哭笑无常、酒精中毒性幻觉、偏执、四肢末端麻木等症状。有的会语无伦次、步态蹒跚，严重者昏睡不醒、皮肤冷湿、呼吸缓慢、脉搏快速，医学上称为"酒精中毒性精神病"，甚至因呼吸麻痹而危及生命。

*酗酒、醉酒造成营养不良。*有研究表明，酗酒会影响人体正常吸收葡萄糖、氨基酸、钙、叶酸和维生素 B_{12} 等营养素，进而引起肝、心脏和其他器官营养不良以及内分泌失调，导致代谢功能紊乱和脑部损害。

*酗酒、醉酒已成为严重的社会问题。*酗酒、醉酒后人的中枢神经受到影响，使人神志不清，极易诱发侵犯、暴力、伤害、性暴力、交通事故等情况。

●● 慎饮酒，最好不饮酒 ●●

从保护健康的角度来考量，应自觉地限量饮酒，最好不饮酒。按照 100 毫升酒含 50 克（即 50 度）纯酒精计算，成年男性一天饮用酒的酒精量不超过 25 克，折合白酒约 50 毫升；成年女性则更少，一天的酒精量不超过 15 克，折合白酒约 30 毫升。儿童青少年和孕妇不要饮酒。饮酒要量力而行，不要劝酒和斗酒，更不能形成酗酒习惯或成瘾。如果饮酒成瘾应及时戒除，必要时就医。

23. 足浴

中医养生保健素养

人老脚先老，足浴有较好的养生保健功效。

人若老，脚先老，沐足浴，防衰老。

睡觉前，热水泡，常坚持，胜补药。

春洗脚，阳气高，夏洗脚，暑湿消。

秋洗脚，肺气调，冬洗脚，丹田好。

　　足浴又称沐足、烫脚，就是我们日常生活中所说的洗脚。我国历代养生家都很重视洗脚，特别是睡前洗脚，把每晚临睡前用热水洗脚作为养身祛病、益寿延年的一项措施。

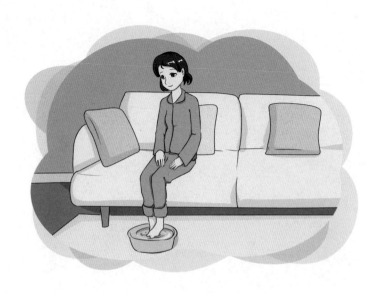

●● 足浴有益健康 ●●

中医养生认为，"脚为精气之根""人老脚先老，长寿始于脚"。脚部是人体的第二心脏，足底有着许多关键的穴位，如涌泉、太白、节纹、独阴等，它们与人体各条经络、各个器官均有关联。

足浴可调理气血、强肾壮阳、理脾健胃、安神养怡。经常洗脚，可通过刺激足部穴位达到养生防病的目的，如对防治头痛头晕、高血压、失眠、肾脏病、生殖器疾病、怕冷、哮喘、消化不良、便秘、阳痿等多种病症都十分有效。

足浴是我国民间流传至今且最为常见的养生方法。不同季节足浴有不同的益处。春天洗脚可以提升阳气，防治内脏下垂；夏天洗脚可以祛除暑湿，防止中暑，提振食欲；秋天洗脚可以调养肺气，濡养肠燥；冬天洗脚可以温煦丹田，滋养全身。

●● 足浴养生方法 ●●

中国足浴养生源远流长，方法有很多种，如足部药浴、热水洗脚、冷水洗脚、足部按摩等，可根据实际情况，采取一种或多种方法进行足浴养生保健。

足部药浴。洗脚时，选择适当的药物，水煎后兑入温水，进行足部药浴，一般泡20～30分钟，使药物通过皮肤、穴位和呼吸道等直达脏腑，长期坚持，具有防病养生功效。如干姜、当归、党参、附子、吴茱萸等煎水泡足，可改善气血循环，适宜体寒脚冷者调养。取羌活、独活、防风、荆芥、紫苏叶等煎水泡足，可发汗解表、预防风寒感冒；取艾叶、花椒、肉桂、苦参等煎水泡足，可调理气血，防治脚臭、脚干裂、脚汗过多、足癣等症。

热水洗脚。洗脚时，水温一般保持在40～50℃，水量以淹没脚踝部为好。双脚放入温水中浸泡30分钟左右。

冷水洗脚。冷水洗脚时间不宜过长，用冷水洗脚3～5分钟，然后用力揉搓，使足部发红，可以起到促进血液循环的作用。

足部按摩。根据传统的中医经络学说和现代医学理论，在洗脚时配合足部穴位按摩，具有疏通经气、调节脏腑、托毒透邪、补肾活血、养心安神、促进睡眠等作用。按摩时动作要缓慢、连贯、轻重合适，刚开始速度要慢，时间要短，等适应后再逐渐加速。

温馨提示。足浴一般在睡觉前进行，饭前、饭后30分钟不宜进行足浴。足浴前可适量喝些白开水，便于体内循环和排毒。尽量避免用碱性强的肥皂洗脚，以免皮肤干裂。洗完脚要用毛巾擦干，最后搽些无刺激性的油脂或护肤膏。有传染性皮肤疾病者，如足癣患者，应注意自身传染和交叉传染的可能。同一家庭成员，最好各自使用自己的浴盆，防止出现交叉感染和传染病的传播。足浴时，若出现头晕、目眩等症状，可用冷水洗脚，缓解症状。

重度高血压、结核病、重度贫血和精神病患者，肾功能衰竭、呼吸功能衰竭患者，出血性疾病、败血症等患者，对药物有过敏反应者，严重血栓和心脏病患者，孕妇等，不宜进行中药足浴。

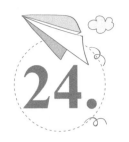

24. 节制房事

中 医 养 生 保 健 素 养

节制房事，欲不可禁，亦不可纵。

> 节房事，可养生，欲不禁，亦不纵。
> 春季到，万物醒，身心舒，适度性。
> 入炎夏，阳气盛，性欲旺，人多情。
> 秋风起，市凋零，克性欲，备御冬。
> 冬天到，莫恣情，藏阳气，理智明。
> 顺四时，善养生，性适度，保肾精。

所谓"房事"就是指性生活。中医养生认为，天地构精，万物造化，男女交合是阴阳和合的自然规律，欲不可禁。禁欲无益人寿，但纵欲泄精又会伤肾绝精，导致身体羸弱，必损人寿命。因此，中医养生提倡"节制房事，欲不可禁，亦不可纵"。

●● 节制房事 ●●

男女性生活不要只想着放纵淫欲，求得一时的快感；而应该想着通过节制自己的欲望，达到更高层次上的养生延寿。不要为了显示自己身体强壮而逞强，在性交合时放纵自己的性欲望，而是要通过正常的性交合补益身体，预防疾病的发生。

节制房事就是不宜过分泄漏。善于养生的人必定对性欲有所节制，以惜精固本，精气充盈，从而身心健康，祛病延年。

节制房事讲究"乐而有节"。男女双方性生活要情绪平和，不可过分激动；

控制性生活的频度，保持性生活愉快和谐。

●● 欲不可禁 ●●

"性不可无，欲不可禁"，这是节制房事的基本要求。男女性生活是人类性心理和性生理满足的自然基础。

顺应四时。长期禁欲有违自然规律，性功能也会早衰。节制房事，不是禁绝房事，而是顺应春夏秋冬的时令变化，根据人体阴阳消长，科学合理地调整房事，以利于保肾固精，延年益寿。

春季房事。春季阳气上升，万物复苏，应身心舒展、肝气畅达，以保持性生活和谐。此时可较冬季适度增加房事频度，但一定要循序渐进，不可纵欲，这有助于促进机体组织器官的新陈代谢，增强生命的活力，促进身体健康。同时要注意保暖，避开雷雨天气，以免影响正常的房事生活。

夏季房事。夏季阳气高盛，人的性欲高涨，如果性生活频度不注意节制，会使体内阳气过度向外宣通发泄，消耗大量体能，影响正常的工作、生活，甚至可能引发疾病。夏季温度、湿度较高，容易导致病菌大量滋生，房事应特别注意卫生，避免感染。避免在温度过高或过低的环境下进行性生活，高温环境下进行房事更容易发生中暑。如果贪凉，行房事时人体会发热出汗，寒气进入身体，很容易引起感冒。此外，夏季是人体新陈代谢最旺盛的季节，性生活后应适当补充能量和水分，不要急于冲澡，以免增加心脏负担，甚至虚脱。

秋季房事。秋季阳气内敛，天气转凉，万木凋零，人体阳气收敛、阴气潜藏于体内，所以秋季养生离不开"养收"二字，以便为过冬做好准备。具体到性生活，应克制欲望，减少性生活频度，使体内阳气不再过多地向外发泄，以贮藏精气，为抵御冬季的严寒做准备。秋天昼夜温差较大，性生活前后清洁身体时要注意保暖，保持室内温暖，防止着凉。

冬季房事。冬季阳气潜藏，万物潜匿，人的性欲相对减弱，有利于藏精而不泄精，所以冬季应节制性生活，不要恣情纵欲。如果冬季性生活过多，可能会因"肾亏"而降低对疾病的抵抗力，引发各种疾病，也不利于为来年春天打下良好的身体基础。

●● 欲不可纵 ●●

正常的性生活有益健康和长寿。欲不可禁，也不可纵，房事要适度而行。

性生活过频，射精次数过于频繁，就会增加睾丸负担，促使其产生雄性激素，反馈性地抑制垂体前叶的分泌，导致睾丸萎缩。同时，纵欲还会消耗过多体能，使人体抵抗力下降，导致疾病发生。性生活过频还会引起精液量减少，精子密度降低，精子活动力和生存率也随之下降，从而导致受孕机会减少而引起不育。

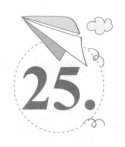

25. 冬令进补

体质虚弱者可在冬季适当进补。

冬进补，春打虎，强体质，促康复。
补虚弱，要适度，阴阳平，经络疏。

冬令进补是重要的养藏之道。民间有"冬令进补，来春打虎""三九补一冬，来年无病痛"等说法。中医认为，冬季是万物收藏的季节，此时进补容易将补品中的营养蓄积起来，补充身体所需的能量。每到冬季，很多人有进补的习惯。

●● 不可乱补 ●●

冬季寒邪偏盛，易伤肾阳，对于老年人或者体质虚弱的人而言，寒邪可能加剧机体功能减退，使抵抗能力降低，因此要通过进补以固本培元、温阳补肾、强

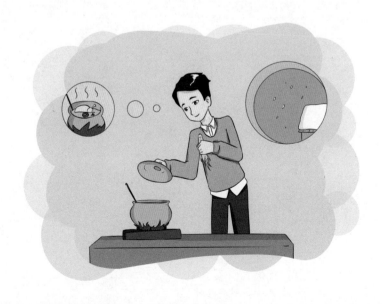

身健体、增强免疫力，促进体内阳气升发，改善营养状况，调节体内新陈代谢，提高机体御寒能力，促进机体功能康复，为来年的身体健康打好基础。

我国幅员辽阔，地理环境各异，人们的生活方式不同，进补的方式、方法各异。同样是冬季，西北地区与东南沿海的气候条件迥然不同。此外，人有男女老幼之别，体质有虚实寒热之辨，"冬令进补"应根据实际情况，因人而异，按照人体生长规律和中医养生原则，少年重养，中年重调，老年重保。所以，冬季进补最好能在养生专家的指导下"辨证施补"，有针对性地益气进补、养血进补、滋阴进补、助阳进补。千万不可盲目"乱补"，以免适得其反。

●● 饮食调养 ●●

冬季进补有"药补不如食补"之说，意思是要重视饮食调养，遵循"秋冬养阴""无扰乎阳""虚者补之，寒者温之"的原则，通过调节饮食达到进补目的。

冬季食补以"补肾温阳、固本培元、强身健体"为首要原则，宜选择温性食物，忌寒凉。可选用鹿肉、羊肉、麻雀、韭菜、虾仁、栗子、胡桃仁等，以温补肾阳；选用海参、龟肉、芝麻、黑豆等填精补髓。冬季温补类的食品应具有营养成分丰富、含热量较高、滋养作用强等特点。

●● 辨证药补 ●●

药补是在中医理论的指导下服用天然的中药进行补养。所有的中药都有自己的特性，中医称之为"药性"或"偏性"。如用于滋补阴虚的六味地黄丸、大补阴丸是我国传统中成药，对于腰膝酸软、疲劳倦怠等阴虚患者颇有效果。民间又有"冬令补膏"之说，如阿胶、龟板胶、鳖甲胶等，中医称之为"血肉有情之品"，是多种慢性病及老年调补的良药，在冬季"三九"天服用最为适宜。人参补气，当归补血，燕窝养阴，鹿茸温阳，各有所长，但针对的是虚证体质。人参补气可以提高气虚者的抵抗力，但如果身体不虚的人，吃了反而容易生疮、上火，得不偿失。此外，如果机体突然大量进补，会骤然加重脾胃及肝脏的负担，使长期处于疲弱的消化器官难以承受，导致消化器官功能紊乱。

药补调整机体阴阳平衡作用较强，食补营养价值较高，要灵活选用，宜在医生的指导下进行。还要注意，在进补的同时应保持排便通畅，否则食物代谢后产生的有毒物质不能及时排出，会对身体产生更大的危害。

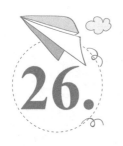

26. 小儿喂养

中 医 养 生 保 健 素 养

小儿喂养不要过饱。

 小儿小，五脏娇，喂小儿，不过饱。
若过饱，长肥膘，伤脾胃，发育孬。

如果想要小儿四季安康，就不要把小儿喂养过饱。让小儿适度地忍受饥饿，耐受寒凉，从而有效地保护机体和脏腑。因此，小儿喂养不要过饱。

●● 小儿喂养过饱的危害 ●●

小儿五脏娇嫩，各组织器官还处于生长发育不完全的阶段，喂养小儿过饱会产生以下主要危害。

损伤脾胃和消化功能。脾胃乃后天之本，小儿全身各个器官都处于幼稚、

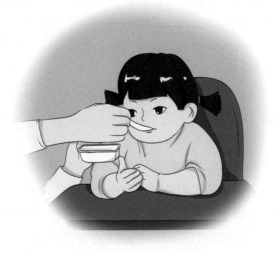

娇嫩的阶段，胃容量较小，消化系统所分泌的消化酶量少，消化能力有限。在这种生理条件下，如果摄食过多、吃得太饱，就容易损伤小儿的脾胃，加重消化器官负担，妨碍营养物质的消化吸收，引起消化吸收不良。因而，小儿喂养应着眼于保护脾胃，其饮食应以易于消化吸收为原则。辅食的添加应该由流质到半流质再到固体，由少到多，由细到粗。增加辅食的数量、种类和速度，要视小儿消化吸收的情况而定，要随时观察孩子的大便。食物的烹调宜细碎软烂、色香味美，通常采用煮、煨、烧、蒸等方法，不宜油炸。

影响脑部和智力发育。 小儿喂养过饱后，为了消化过多的食物，消化道必然扩张，有限的血液和氧气从头部转移到消化道，脑细胞会因而暂时缺血，所以吃得越多，胃肠需要血液越多，脑供血越少，容易导致脑疲劳，对大脑发育造成危害。小儿喂养过饱还会抑制大脑智能区域的生理功能，负责胃肠消化的大脑相应区域兴奋的时间过多，必然引起语言、思维、记忆、想象等大脑智能区域的抑制，智力会越来越差。

造成肥胖和其他疾病。 长期喂养小儿过多，饮食结构不合理，缺乏运动，会导致过多的食物营养成分不能被消化而蓄积在体内，造成小儿体重超标甚至肥胖。肥胖会对儿童各系统的生长发育、智力发育等产生不良影响，引起自卑、孤独等心理问题，对当前及今后的生活质量、学习工作能力、健康状况等造成损害。小儿肥胖的早期大多是又胖又高，到成人期可能又矮又胖；骨龄超前，影响到成年后的身高。小儿肥胖可能导致性早熟，成年后容易发生月经不调、不孕症、高血压、高血脂、高血糖以及心脑血管疾病等，缩短预期寿命。

●● 小儿喂养"七分饱" ●●

小儿喂养以"七分饱"为最佳。每次喂食"七分饱"，经常揉一揉腹部，既能促进小儿的正常食欲，保证生长发育所需的营养，又不会因为吃得太饱而加重消化器官的工作负担。孩子的胃容量较小，消化吸收较快，一般要按需喂养，少食多餐。随着年龄增长，孩子的饮食会越来越规律。

喂养小儿要学会按需哺乳或喂食，不要按哭声喂养。因为小儿的哭声有多种意思，如饥饿、干渴、排泄、闹情绪、身体不适等，如果不加以区分，孩子一哭闹就喂食，可能造成其以暴饮暴食来满足身心需要和缓解精神压力的不良习惯。

三、常用养生保健内容

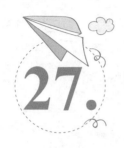

27. 情志养生

中医养生保健素养

情志养生：通过控制和调节情绪以达到身心安宁、情绪愉快的养生方法。

悦身心，调情志，七情伤，要控制。
怒勃发，伤肝气，喜伤心，思伤脾，
悲与忧，都伤肺，恐伤肾，惊乱气。
心安宁，莫心急，善调节，淡名利。

中医认为，情志是指人的情感、精神、意识及思维活动，是人在接触和认识客观事物时精神心理活动的综合反映。情志养生法是通过控制和调节情绪以达到身心安宁、情绪愉快的养生方法。

学会情志养生，控制和调节情绪，做到不狂喜、不大悲、不嗔怒、不惊恐、不忧虑，以达到身心安宁、情绪愉快、养生保健的目的。

●● 情志致病 ●●

中医将情志归纳为七种：喜、怒、忧、思、悲、恐、惊，也就是人们常说的"七情"。正常的"七情"活动，可协调生理功能和调整气机，不会致病。但是，如果情志突然遭受强烈刺激或长期持续地刺激，而且超过一个人所能承受的范畴，就会导致阴阳气血失调、脏腑气机紊乱，引发身体严重不适或发生疾病，中医称之为"情志致病""五情外伤"，西医称之为"心身疾病"。

过喜伤心。过度高兴会使人的心气消耗过度。人的神志宜收、宜藏，最害怕涣散，无法集中和收敛。突如其来的惊喜或暴喜，都会给人带来一种强烈的精神刺激。当人体受到强烈的刺激后，机体中的神经和内分泌系统就会极度兴奋，体内肾上腺素等物质便会大量分泌，从而导致人的注意力下降、头晕、心悸、入睡浅、时常惊醒，严重时可引起精神失常或突然晕倒。这时，可通过推拿按摩心经，使血脉通畅，心气充沛，神志安宁。

暴怒伤肝。暴怒会导致肝气亢奋，过度消耗肝血，使肝血不足，从而出现阳亢而阴不足的病理状态。"怒则气上"，气过升而不降，使气机升降失衡，也会影响到肝及其他脏器的功能。表现为肝气逆行，使血液运行失常，消化功能出现障碍，常出现腹胀、腹痛、腹泻等症状；严重时还可出现吐血、中风等危及生命的情况。中医调养，可通过推拿按摩肝经和胆经，通畅肝气，保持其正常的疏泄功能，调整血液和津液的运行，使其输布畅达，从而保持情志舒畅。

思虑伤脾。思维长时间的高度集中，思虑太过，气血受阻，郁结一处，不能通畅运行到周身，则会出现食少纳呆、胸脘痞满、腹胀便溏等症。表现为气机郁结则脾胃功能失常，消化吸收功能紊乱，出现食欲下降、食后腹胀、消化不良、便秘、腹泻等症状；严重者则会有贫血、水肿、营养不良。脾伤会使气血生化乏源，从而引发心神失散等疾病，如失眠、神经衰弱等。调养方法可通过推拿按摩胃经，强健脾胃功能，增强消化吸收功能，保证气血经脉正常运行。胃经上的足三里穴是人体重要的保健穴位，对调养脾胃疗效显著。可用健脾益气的中成药越鞠丸、参苓白术丸。

悲忧伤肺。忧愁、悲伤的情绪会导致肺气闭塞。忧愁的刺激量过大，或持续时间过长，就会使肺气闭塞而致病，容易使人产生悲观、抑郁的情绪。表现

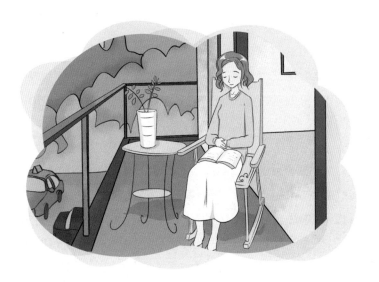

为肺气阻滞，导致胸闷、气短、呼吸不利，进而出现喘促咳嗽等症。调养方法为，推拿按摩肺俞穴、迎香穴、风池穴以及足三里穴可以清肺养肺，也可服用滋阴润肺的汤粥或者多吃白色食物。

惊恐伤肾。 内心过于惊慌、恐惧，则肾气不固。惊慌多伤及心神，恐惧则多伤肾气。恐惧不仅伤肾气，还直接损伤肾精，惊伤心神，使诸脏气血失调。出现精神萎靡、嗜睡、神经衰弱、免疫力紊乱或低下、心悸，甚至休克、痴呆等症。可通过推拿按摩肾经腧穴和关元穴、气海穴、命门穴、肾俞穴等全身强壮穴调补肾精，能有效延缓衰老、增强记忆力、提高工作效率和心理承受能力。

●● 情志相胜 ●●

情志活动和五脏精气存在密切的关系，它们相互影响，互为因果，而且不同的情志之间也存在着相互克制和制约的作用。情志既可以致病，也可以治病。因此，中医养生提出了"情志相胜"理论，认为喜、怒、哀、乐皆是药。

中医学将情志与五脏精气紧密联系在一起，使情志活动不再是一种看不见、摸不着的精神活动，而是一种可以判断、可以把握的物质活动，并可以通过调节情志与补泻五脏精气来治疗情志疾病。

●● 情志疗法 ●●

情志疗法是中医养生极为重要的内容之一，是在中医"形神一体观"的指导下，根据个人的形神气质类型，综合运用各种方法控制和调节情绪，达到身心安宁、情绪愉快的健康状态。

暗示疗法。 利用语言、表情、动作或其他方式，也可以结合药物、针灸、电刺激等治疗手段，使被治疗者在不知不觉中受到暗示的影响，从而不加主观意志地接受心理医生的某种观点、信念、态度或指令，解除心理压力，摆脱心理困扰，实现消除疾病症状或强化某种疗效的目的。

静默疗法。 通过静坐或静卧，将注意力或意识集中到一个客体、声音、意念或体验，排除心内的思虑，消除外界的干扰，不被疾病所困扰，使精神得以舒畅。静默疗法的技术相当简单，一般要求练习者坐在一个安静、隔音的环境中，闭起双目，集中注意一个单调的声音、意念，或做一些单调刻板动作，如以拇指与其他四指重复接触等。适用于治疗思虑劳心过度所致的疾病，以及某些慢性疾病。

顺从疗法。是顺从患者的意志、情绪，满足患者身心需求，"顺情从欲"，以消除患者心理病因的一种心理治疗方法。每个人的基本欲望是生而具有的，如"饥而欲食""渴而欲饮""寒而欲衣""劳则欲息""疼痛而欲医""恶死而乐生"等。人的一切活动都是为了满足这些生理或心理的需要。如果正当而必要的生活欲望不能得到满足，就可导致情志病变。仅有劝说开导、移情易性是难以解除情志病变的。因此，通过顺从疗法，当基本的生活欲望得到满足时，情志病变也就有可能痊愈。

喜乐疗法。"喜"是良性情绪变化。依据"喜胜忧"的理论，可用引发喜乐之情的办法，治疗因忧怒、思虑、悲哀等不良情绪活动所致的情志病变。

治疗时，设法使患者精神喜悦，或引起欢笑，用积极愉快的情绪促使阴阳协调、气血和畅，从而消除与喜乐相对立的忧愁、思虑、悲哀等情绪活动，达到不药而愈的效果。

激怒疗法。愤怒本来是一种不良的情绪变化，然而愤怒属于阳性情绪变动，可以起到忘思虑、解忧愁、消郁结、抑惊喜的作用，并产生"怒则气逆""怒则气上"的生理效应。因此，利用激怒的心理疗法常可治疗思虑过度而气结、忧愁不解而意志消沉、惊恐太过而胆虚气怯等属于阴性的情志病变，消除阳气郁滞、气机阻塞、营血凝涩等躯体性病理变化。

惊恐疗法。是一种以惊恐手段消除病态情绪的疗法。追求舒畅愉快，厌恶惊恐愁忧，本为人之常情，然而"喜乐者，神惮散而不藏""喜乐无极则伤魄，魄伤则狂"（《灵枢·本神》）。故喜伤心者，可以用恐吓的方法治疗，同时可以通过使患者惊恐的刺激方法，治疗某些忧郁症。

悲哀疗法。悲哀属于阴性消极情绪，但在一定条件下，悲哀有可能带来积极的治疗效果，用来平息激动、抑制喜悦、忘记思虑，起到治疗情志病变的作用。这是因为喜怒同属阳性亢奋情绪，与悲哀相对立，悲可胜怒，悲则气消，因而悲哀疗法亦可治疗狂喜、暴怒等情绪所致的心理障碍。具体做法是告知患者足以使之产生悲伤或忧愁等情绪的事件，以消除或减轻其过喜或过怒之情。其刺激程度较轻，持续时间较短，并不要求产生恐惧，也不要求出现持续的忧愁。

发泄疗法。也称"宣泄疗法"。其基本原理是让遭受到压抑和忧郁的患者疏泄情绪，把过去在某个情景或某个时间，因受到心理创伤、不幸遭遇而引起的不良情绪发泄出来，情释开怀，身心得舒，从而达到缓解和消除患者消极情绪的目的。例如，亲人的去世，或受到委屈，碰到不平之事，患者会一直闷闷不乐，抑郁不振，并且企图回避这些事情。治疗者可主动引导患者回忆那些可怕的经历和场面，体验当时的情绪反应。通过这种途径，让其把内心的消极情绪倾泄出来，以恢复正常的心理状态。在一些商业性的发泄场所，他们配备有各种各样的设施，供人们发泄负性情绪。

　　行动治疗法。气功、导引、五禽戏等均属行动治疗。患者自觉接受医生的治疗，放松情绪，从而产生相应的心理活动，达到治疗目的。

　　激情刺激疗法。情绪过激可引起机体阴阳失调，脏腑气血不和，经络阻滞而发生疾病。激情刺激疗法是根据患者的具体情况，通过激情刺激治疗疾病。阳性疾病用阴性情绪刺激，阴性疾病用阳性情绪刺激。利用患者应激时产生的剧烈心身变化，达到调理脏腑气血、治疗疾病的目的。但要注意，情志刺激的量和强度要超过致病的情志因素，如果情志刺激不能超过致病情绪，则难以获得治疗效果。

　　移情易性疗法。也称"移情变气疗法"，是采取排遣情思、改易心志的方式，帮助患者消除不良情绪，改变错误认知、不健康行为和生活方式，从而达到治疗疾病的目的。"移情"就是设法让患者把注意力从病处转移至他处，或改变周围环境，切断患者与不良刺激因素的接触；或改变患者内心思虑的指向性，使其从某种心理纠葛中解放出来，转移到另外的人或物上，而不是压制患者的感情。"易性"是指通过学习、交谈、娱乐等方式，注重完善患者的人格和排除患者的消极因素，而不是消除患者的个性。移情易性疗法，是中医心理治疗的主要内容之一，历来被医家所重视。如对愤怒者，要消散怒气；对屈辱者，要增强其自尊；对悲痛者，要增强其承受挫折的能力；对痴情思念者，要设法转移目标以冲淡思念的缠绵；对疑神猜忌者，要用科学的道理与事实消除其心理猜忌和愚昧偏见。

28. 饮食养生

···· 中 医 养 生 保 健 素 养 ····

饮食养生：根据个人体质类型，通过改变饮食方式，选择合适的食物，从而获得健康的养生方法。

食补养，贵久恒，三因素，要分清。
分春夏，分秋冬，因时令，食不同。
辨气血，阴阳证，因人地，调平衡。
用食补，好养生，调五味，身心宁。

饮食养生又称"食养""食补"，是根据个人体质类型，通过改变饮食方式，选择合适的食物，从而获得健康的养生方法。中医主张"药补不如食补"，饮食养生是中国传统养生保健的重要组成部分。

●● 三因制宜 ●●

饮食养生要因时制宜、因人制宜、因地制宜，即根据不同的时令季节、不同体质特征、不同的地域环境选择合适的食物。

因时制宜。按季节宜忌选择饮食。春季阳气初生，为肝气旺盛之时，酸味入肝，具有收敛之性，所以要少食酸味食品，以免肝气过盛，不利于阳气生发，影响脾胃功能。宜食辛甘发散的食物，如麦、枣、豉、花生、葱、香菜等。

夏季阳气旺盛，人们活动较多，身体消耗大，宜多食酸味以固表，多食咸味以补心；应注意补充营养，摄入足够的水分和无机盐，要多吃清热利湿的食物，如西瓜、苦瓜、桃、乌梅、葛根、西红柿、黄瓜、绿豆等，但饮食不可贪寒、贪凉，一定要讲究饮食卫生，谨防病从口入。

秋天宜收不宜散，所以要尽可能少食葱、姜等辛热发散的食物，应适当食用酸味以帮助收敛补肺。秋天气燥，以祛寒滋润为主，可适当食用梨粥、百合粥、银耳粥、栗子粥、桂花莲子粥、龙眼肉粥、红枣粥等食物，以益胃生津，补充消耗，利于健康。

冬季阳气衰微，要避寒就暖，敛阳护阴，以收藏为本，是一年当中进补的最佳时节。饮食应遵循"秋冬养阴""无扰乎阳"的原则，饮食既不宜生冷，也不宜燥热，最宜食用滋阴潜阳、热量较高的膳食，如谷类、羊肉、鳖、龟、木耳等；为避免维生素缺乏，还应摄取足量的新鲜蔬菜；应减少食盐的摄入量，以减轻肾脏的负担。

因人制宜。根据个人身体状况来合理调配膳食。人的身高不同、从事职业不同、健康程度不同、体质类型不同，饮食的选择、搭配、数量就不一样。比如，体质健壮者，应该饮食清淡，不宜过多食用膏粱厚味及辛辣之品。体质虚弱者，应该适量多吃禽、蛋、肉、乳类等补虚作用较好的食物，少食用寒凉的蔬菜、水果等。

中医认为，常见的体质类型有"平和质""阳虚质""阴虚质""气虚质""痰湿质""湿热质""血瘀质""气郁质""特禀质"九种。因阳虚而有畏寒肢冷、神疲乏力等症状者，应多吃一些羊肉、狗肉、虾类等温热壮阳的食品，忌用田螺、蟹肉等寒凉之品。阴虚而有五心烦热、口燥咽干等症状者，应多吃蔬菜、水果及乳制品，忌用辛辣的温热之品。人们常用甲鱼、龟肉、银耳、燕窝等来养阴生津、滋阴润燥，以补阴虚；用羊肉、鹿肉、虾仁等温肾壮阳、益经填髓，以补阳虚。体质有差异，健康状态就不同，要通过有针对性的饮食养生来调节人体阴阳平衡，改善健康状况，维护健康。

因地制宜。如金元四大家之一的朱丹溪认为"西北之人，阳气易于降；东南之人，阴火易于升"。众所周知，在中国西北地区饮食结构中羊肉占据重要的比例，而羊肉性温热，在《名医别录》称为"味甘，大热"，适合西北地区寒风凛冽、人体阳气宜予以补充的特点。反观东南地区，凉茶大行其道，其滋阴降火也正对应了东南人"阴火易于升"的特点。我国各种菜系实际上都是因地制宜的产物，是不同区域内，由于历史、地理、气候、物产及饮食风俗的不同，逐渐演变而形成的烹饪技艺和风味体系。

●● 四法食补 ●●

食补就是利用饮食来达到营养机体、保持健康或增强体质的养生方法。《黄帝内经》说："寒者热之，热者寒之。"就是说能够治疗热证的药物，大多属于寒性或凉性；反之，能够治疗寒证的药物，大多是温性或热性。中医食补有四种基本方法。

平补法。是指利用食物的平和性质进行补养，主要适用于一般的体质虚弱、无病以及病后气血虚损患者的进补。在进补时，宜选择气味甘淡、其性平和、不热不燥、补而不滞、滋而不腻之品。平补法有两种含义：一种是应用性质平和的食物，如粳米、玉米、扁豆、白菜、鹌鹑、猪肉、牛奶等大多数粮食，水果、蔬菜、部分飞禽、蛋、肉、乳类。另一种是应用既能补气又能补阴，或既能补阳又能补阴的食物，如蜂蜜、山药等；既补脾、肺之气，又补脾、肺之阴，如枸杞子既补肾阴，又补肾阳。这些食物不寒不热、性质平和、滋补气血且有阴阳双补的作用，一年四季均可食用。

清补法。是一种补益而兼清的方法，其原则是应用性质偏凉或具有泻实作用的食物进行补益，清而不凉，以免阴阳俱伤；又要滋而不腻，以免妨碍脾胃的消化吸收。主要适用于阴虚体质、病后邪热未清以及夏季、秋季的进补。常用的清补食物以水果、蔬菜居多，包括萝卜、冬瓜、小米、苹果、西瓜、梨、黄花菜等。这些食物有清热通便、促进胃肠蠕动、增强吸收功能、泻中求补、祛实补虚等作用。

温补法。是指应用温热性食物进行补益的方法。适用于阳虚或阳气亏损，如肢冷、畏寒、乏力、疲倦、小便清长而频或水肿等症。温补法常用的食物有干姜、肉桂、杜仲、核桃仁、大枣、龙眼肉、羊肉、海虾、猪肝、鳝鱼等。此法也可作为普通人在冬春季节进补的方法，具有温补肾阳、御寒增暖、增强性功能等作用。

峻补法。是指应用补益作用强、显效较快的食物来达到亟须补益的目的。峻补法适用于极度虚衰、病情严重的患者，临床主要见于心肌梗死、心力衰竭、大失血、产后虚弱、极度劳累或大汗亡阳等。此法的应用应注意体质、季节、病情等条件，须做到既达到补益的目的，又无偏差。常用的峻补食物有羊肉、鹿肉、鹿肾、鹿尾、甲鱼、黄花鱼、鳟鱼、海狗肾、海马、龟板胶、牡蛎等。

●● 五味调和 ●●

所谓五味，是指酸、苦、甜、辣、咸。中医认为，食物的味道不同，养生功效也不同。在选择食物时，必须五味调和、浓淡适宜、搭配适当，这样才有利于身体健康。若五味偏离太过，容易伤及五脏，导致疾病发生。《黄帝内经》就已明确指出："谨和五味，骨正筋柔，气血以流，腠理以密，如是则骨气以精，谨道如法，长有天命。"就是说谨慎地调和五味，就会使骨正筋柔，气血能得以畅通，五脏元真及形气内外的腠理能得以固密，如此则骨气精健，谨慎地敬道遵法，可享有天赋寿命。可见，五味调和是身体健康、延年益寿的重要条件。

酸。中医讲"酸生肝"。酸味食物有滋阴润肺、增强消化功能和保护肝脏的作用，并有敛汗、止汗、涩精、止泻等功效。以酸味为主的乌梅、山萸肉、石榴、西红柿、山楂、橙子等食物，富含维生素C，可防癌、抗衰老，防治动脉硬化，适当吃些酸味食物，不仅可以助消化，杀灭胃肠道内的病菌，还有防感冒、降血压、软化血管之功效。

苦。中医有良药苦口之说。中医认为"苦生心""苦味入心"，苦味有清热、泻火、燥湿、降气、解毒、除湿、利尿等作用，如橘皮、苦杏仁、苦瓜、百合等，常吃苦瓜能治疗水肿病。但是苦味的东西吃多了，可使皮肤枯槁、毛发脱落。

甜。甜味即甘味，中医认为，甜入脾。食甜有补养气血、补充热量、解除疲劳、调胃解毒和缓解痉挛等作用，如红糖、桂圆肉、蜂蜜、米面食品等。但是长期过量食糖或吃甜食，人体内会因代谢过盛而产生和蓄积大量的丙酮酸、乳酸等，影响中枢神经系统，刺激胰岛素水平升高，直接引起血管紧张度增加，不仅会引起肥胖症、糖尿病、龋齿等，还会使体内营养失衡、酸碱平衡失调，加速人体细胞老化，使人对外界的适应能力下降，从而影响健康。

辣。中医认为，辣入肺，有发汗、行气、活血之功效。人们常吃的葱、蒜、姜、辣椒、胡椒，均是以辣为主的食物，这些食物中所含的"辣素"既能保护血管，又可调理气血、疏通经络。经常食用，可预防风寒感冒。但辣味的食品吃多了，会引起胃肠道不适、上火、生疮疖等。此外，患有痔疮便秘、神经衰弱者不宜食用。

咸。咸为五味之冠，百吃不厌。中医认为"咸入肾"，有调节人体细胞和血液渗透，保持正常代谢的功效。呕吐、腹泻、大汗之后宜喝适量淡盐水，以保持正常代谢。咸味还有泻下、软坚、散结和补益阴血等作用。但是咸味食物吃多会导致高血压等疾病，增加胃癌发病率，加重骨质疏松等。世界卫生组织推荐正常的成年人每天不超过 5 克盐（包括酱油、酱菜等所含的盐）。血压偏高者或是高血压家族成员，每人每天食盐量应当更少，已确诊的高血压患者每人每天食盐不能超过 3 克。已发生高血压肾脏损害和冠心病者，应在医生指导下限盐，包括食盐、酱油、咸菜、酱菜、腌制和熏制食品。

29. 运动养生

中 医 养 生 保 健 素 养

　　运动养生：通过练习中医传统保健项目的方式来维护健康、增强体质、延长寿命、延缓衰老的养生方法，常见的养生保健项目有太极拳、八段锦、五禽戏、六字诀等。

善运动，懂养生，护健康，好传统。

太极拳，阴阳动；八段锦，练气功。

五禽戏，去仿生；六字诀，导引功。

强体质，常运动，延衰老，延寿命。

　　运动养生是指以中医养生理论为基础，通过传统的养精、练气、调神等体育运动方式，进行意念、呼吸和躯体等运动锻炼，达到维护健康、增强体质、延长寿命、延缓衰老的目的。

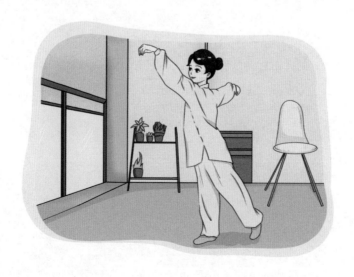

中国传统的运动讲究"外练筋骨皮，内修精气神"。通过运动锻炼，内外兼修，在外形上伸筋拔骨、力量训练、壮骨强体；内在的则是促进新陈代谢、疏通经络、阴阳平衡。运动养生法正是我国劳动人民运动智慧的结晶。千百年来，人们在养生实践中总结出许多宝贵的经验，使运动养生不断得到充实和发展，形成了融导引、气功、武术、医理于一体的具有中华民族特色的运动养生方法。这些方法以疏通气血经络、活动筋骨关节、调和脏腑功能为目的，讲究调息、意守、动形，运动养生的每一招式都与中医理论密切相关。常见的运动养生项目有太极拳、八段锦、五禽戏、六字诀等。

●● 运动养生的好处 ●●

运动养生紧紧抓住精、气、神三个环节，调意念以养神，调呼吸以练气，以气行推动血运周流全身；以气导形，通过形体、筋骨关节的运动，使周身经脉畅通，营养整个机体。如此则形神兼备，百脉流畅，内外相和，脏腑协调，机体达到"阴平阳秘"的状态，从而增进健康，以保持旺盛的生命力。

强身健体防疾病。运动可促进和改善体内脏器的生理功能，如促进胃肠蠕动，有利于消化吸收；可维持肌肉质量、增加身体的力量；增强身体的协调能力和平衡能力；提高机体的免疫机能及内分泌功能，从而使人体的生命力更加旺盛；当遇到突发事件时，具有较强的应变能力和适应力。

塑形健美控体重。缺乏运动是导致肥胖的重要原因。运动可增强肌肉关节的活力，使人动作灵活轻巧，反应敏捷、迅速；科学运动可消耗多余的热量有助于控制体重、减肥，更有效地保持好身材。

健脑益智更聪明。运动能使大脑更加敏锐。运动可促进血液循环，改善大脑的营养状况，促进脑细胞的代谢，使大脑的功能得以充分发挥，从而有益于神经系统的健康。有助于延缓脑细胞功能的衰退，促进智力发展；运动有益大脑积极休息，提高学习和工作效率。

延年益寿好心情。运动使心肌发达，收缩有力，促进血液循环，增强心脏的活力及肺脏呼吸功能，改善末梢神经血液循环。运动增强心脏、肺脏、血管的功能，降低血压、糖尿病、癌症以及其他慢性病的发生率。运动可在脑内产生胺多酚，使人镇静镇痛、心情愉快，有助于保持旺盛的精力和稳定的情绪，培养良好的心理素质。

●● 太极拳 ●●

太极拳是国家级非物质文化遗产，它以中国传统的太极阴阳辨证理念为核心，结合阴阳五行、中医经络、古代导引术和吐纳术，"以意领气，以气运身"，用意念指挥身体的活动，用呼吸协调动作，其动作舒展轻柔，动中有静，形气和随，是一种内外兼修、缓慢轻灵、刚柔相济的传统健身拳术之一。

太极拳是"内外合一"的内功拳。它外可活动筋骨，对腰、颈、腿、脚、关节、韧带、肌肉以及眼睛等身体部位起综合调治作用；内可流通气血，通畅百脉，协调脏腑，对脑部功能起着积极调节和训练作用。所以，太极拳不但用于搏击、防身，而且更广泛地用于健身防病，深受广大群众喜爱。

●● 八段锦 ●●

八段锦是由八种不同动作组成的气功功法，因其动作舒展优美，如锦缎般优美、柔顺，又因其功法共分八段，每段一个动作，故名为"八段锦"。八段锦不受环境场地限制，随时随地可做，整套动作柔和连绵，滑利流畅，有松有紧，动静相兼，气机流畅，骨正筋柔，适合各年龄段的人锻炼，是我国民间广泛流传的一种健身术。

八段锦功法起源于北宋，至今已有八百多年的历史。在我国古老的导引术中，八段锦是流传最广、对导引术发展影响最大的一种功法。它形体活动与呼吸运动相结合，以肢体导引动作为主，舒展筋骨，疏通经络；配合呼吸吐纳，则可行气活血、周流营卫、斡旋气机，经常练习八段锦可起到保健、防病治病的作用。

基本功法。八段锦的八个动作要领如下：两手托天理三焦；左右开弓似射雕；调理脾胃臂单举；五劳七伤往后瞧；摇头摆尾去心火；两手攀足固肾腰；攒拳怒目增气力；背后七颠百病消。

●● 五禽戏 ●●

五禽戏是中国传统导引养生的一个重要功法。禽，在古代泛指禽兽之类动物，五禽就是指虎、鹿、熊、猿、鸟五种禽兽。所谓五禽戏，就是指模仿虎、鹿、熊、猿、鸟五种禽兽的动作，组编而成的一套锻炼身体的功法，可起到治病养生、强身健体的作用。

　　五禽戏是一种外动内静、动中求静、动静具备、有刚有柔、刚柔相济、内外兼修的仿生气功，其动作功法各有不同。不同的仿生动作，功效作用也不同。"虎戏"可以填精益髓，强腰健肾；"鹿戏"可以舒展筋骨；"熊戏"可以增强脾胃功能，增加体力；"猿戏"可以灵活肢体；"鹤戏"可以增强肺功能，调运气血，疏通经络。练功时，应根据其动作特点而进行，动作宜自然舒展，不要拘谨；要注意全身放松，意守丹田，呼吸均匀，做到外形和神气都像五禽。

●● 六字诀 ●●

　　六字诀，又称"六字诀养生法""六字气诀疗法"，是我国古代流传下来的一种养生吐纳法。它以"嘘、呵、呼、呬、吹、嘻"六个字的不同发音口型及唇、齿、喉、舌的用力不同，相应地牵动脏腑、经络、气血的运行，从而达到治病、保健养生的目的。六字诀的最大特点是强化人体内部的组织技能，通过呼吸导引，充分激发和调动脏腑的潜在能力来抵抗疾病的侵袭，防止随着人的年龄增长而出现过早的衰老。

　　基本方法。练功姿势为两足开立，与肩同宽，头正颈直，含胸拔背，松腰松胯，双膝微屈，全身放松，呼吸自然。2003 年国家体育总局把重新编排后的六字诀等健身法作为"健身气功"的内容向全国推广，并对其进行了发音标注。读这六个字时，以此标准发音，只动嘴吐气而不出声，轻柔缓慢，耳朵听不到嘴里读出来的声音，因为发声很轻柔，感觉上好像有很柔和的气缓慢地流过舌头和牙齿，但心中却全神贯注，字字分明，全程要心里放松，不可紧张。

30. 时令养生

····中医养生保健素养····

时令养生：按照春夏秋冬四时节令的变化，采用相应的养生方法。

顺时令，善变化，做养生，懂方法。
历秋冬，历春夏，顺阴阳，病不发。

时令养生又称"因时养生"，就是按照春夏秋冬四季变化与阴阳消长规律，对人的起居、饮食、情志等各方面进行调节，以实现健康长寿的养生方法。

●● 春季养生 ●●

春三月，从立春到立夏前，包括立春、雨水、惊蛰、春分、清明、谷雨六个节气。春为四时之首，万象更新之始，天地俱生，万物欣荣，阳气渐升，阴气下沉，时寒时暖，气候多变。所以，春季养生必须根据气候变化特征，保护

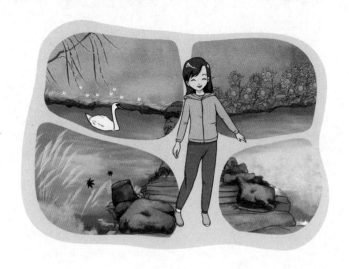

阳气，着眼于一个"生"字。

防寒保暖。在春天到来之时，皮肤舒展，末梢神经血液供应和汗腺分泌增多，身体各器官负荷加大，而中枢神经系统却发生一种镇静、催眠作用，肢体感觉困倦。这时千万不可贪图睡懒觉，因为这不利于阳气升发。为了适应这种气候转变，在起居上应晚睡早起，经常到室外林荫处散步，与大自然融为一体。春天气候多变，时寒时暖，同时人体皮表疏松，对外界的抵抗能力减弱，要防寒保暖，不要急于脱去冬衣；当然"春捂秋冻"也应得法，不可太过，以免出汗而受风寒，引起春季性疾病。

饮食调理。《千金方》曰："当春之时，食宜减酸宜甘，以养脾气。"因为春天是肝旺之时，多食酸性食物会使肝火更旺，损伤脾胃。应适当多吃一些味甘性平且富含蛋白质、糖类、维生素和矿物质的食物，如瘦肉、禽蛋、牛奶、蜂蜜、豆制品、新鲜果蔬等。

心理健康。人的情志活动要顺应气候变化。人体情绪波动最大的时候多出现在季节更替期间，尤其是冬春之交，有些人对春天气候变化难以适应，易引发精神疾病。因此，春天应注意情致养生，保持乐观开朗的情绪，要力戒动怒，更不要心情抑郁；要做到心胸宽阔，豁达乐观；要放松身心，舒坦自然。

防病养生。在春天，致病性细菌、病毒等病原微生物繁殖迅速，因而流行性感冒、麻疹、流行性脑膜炎、猩红热、肺炎等传染病最容易发生。一方面应预防各种传染病，另一方面应防止旧病复发，如果衣着单薄，稍有疏忽就易感染疾病，危及健康。春天百花争艳，花粉随风飞扬，过敏性哮喘患者最容易发病。此外，要坚持身体锻炼，提高机体抗病能力；要讲究卫生，消除病虫害以杜绝病源，要保持室内空气新鲜，多开窗户。

老年养生。春天乍寒乍热，老年人大多患有旧疾，春气所攻，就会导致精神昏倦，使旧病复发。老人不可饥腹多食，以免难以消化而伤脾胃。老人气弱、骨疏、体怯，风冷易伤肌表，应"时备夹衣，遇暖易之，一重渐减一重，不可暴去"。中老年人，易患伤风感冒、咳嗽等呼吸系统疾病，心脑血管患者容易血压升高，情绪活跃急躁，应预防中风、心肌梗死、脑血管意外等。

体育锻炼。入春以后要适应阳气升发的特点，加强运动锻炼，可以到空气清新的大自然中去跑步、打拳、做操、散步、打球、放风筝，让机体吐故纳新，使筋骨得到舒展，为一年的工作学习打下良好的基础。实践证明，春季经常参加锻炼的人，抗病能力强、思维敏捷、不易疲劳、办事效率提高。

按摩养生。春季温燥多风，肝易受损，容易得肝病。因此，春季要注意养肝，每天坚持按揉两次太冲穴、鱼际穴、太溪穴，可充分保护肝脏。具体做法：早上起床，先按揉太冲穴、鱼际穴和太溪穴各 3 分钟。晚上临睡前，先用热水泡脚，然后依次按揉鱼际穴、太冲穴、太溪穴各 3 分钟，还可以加按尺泽穴。

●● 夏季摄养 ●●

夏三月，从立夏到立秋前，包括立夏、小满、芒种、夏至、小暑、大暑六个节气。夏季烈日炎炎，雨水充沛，万物竞长，日新月异。夏季阴阳两气相交，是一年里阳气隆盛、阴气低虚的季节，气候炎热而生机旺盛，对于人来说则是新陈代谢旺盛的时期，人体阳气外发，伏阴在内，气血运行亦相应地旺盛起来，并且活跃于机体表面。夏季养生要顺应夏季阳盛于外的特点，注意养护阳气，着眼于一个"长"字。

不可贪凉。《黄帝内经》指出"春夏养阳"，提示我们即使是在炎热的夏天，仍然要注意保护体内的阳气。夏季是阳气最盛的季节，气候炎热而生机旺盛。但人们往往喜欢贪凉，只顾眼前舒服，过于避热趋凉，如在露天乘凉过夜，或饮冷无度，致中气内虚而身体不适。尤其是当暑热外蒸、汗液大泄、毛孔开放之时，过度贪凉，最易导致"热伤风"感冒，在避暑纳凉、睡觉休息时要注意盖好腹部。

形劳不倦。夏季尤其要保持规律作息，要顺应自然界阳盛阴虚的特点，最好能晚睡早起，短时午睡，以利于消除疲劳。人体为适应炎热气候，皮肤毛孔开泄，通过出汗调节体温，每天洗一次温水澡以有效降低肌肉张力，促进血液循环，消除疲劳，改善睡眠，更好地适应暑热气候。夏季多阳光，不要厌恶日长天热，仍要保持适当活动，以适应夏季的养长之气。

稳定情绪。夏日炎炎，往往令人心烦，若不注意控制情绪，易生躁怒，不利于消暑，所以，夏季养生宁心静神尤为重要。丘处机说："夏三月，欲安其神者"，宜"调息净心，常如冰雪在心，炎热亦于吾心少减；不可以热为热，更生热矣。"古有歌云："避暑有要法，不在泉石间，宁心无一事，便到清凉山。"所以夏季要注意纳凉避暑，保持情绪平和，不要轻易发怒，心静自然凉。

饮食调养。夏季暑热，容易引起人体体温调节障碍，水盐代谢失调，心脏负担加重，消化功能降低。中医夏季饮食调养，既着眼于清热消暑，又注意不损伤脾肺之气。夏季饮食一般要稍温热，不要太寒凉；亦不要吃得太多，但在次数上可以稍多一些。除此之外，老年人因脾胃阳虚，还须慎食瓜果冷饮，倘若贪凉饮冷，就容易伤脾胃阳气，进而发生感冒、腹泻等病症。

防暑防湿。在夏季要注意保护人体阳气，防止因不当避暑而导致暑热湿盛。中医认为，暑为阳邪，其性升散，暑邪侵入人体，容易耗气伤津，出现口渴引饮、唇干口燥、大便干结、尿黄心烦、闷乱等症，如果不及时救治，可出现身倦乏力、猝然昏倒，甚至导致死亡。湿为阴邪，易伤脾阳。湿为长夏之主气，夏季炎热多雨，容易导致脾气不运，气机不畅，临床可见脘腹胀满，食欲不振，大便稀溏，四肢不温。夏季外出要注意遮阳防晒，不可久着湿衣和汗衣，以免暑湿并袭，身生疮毒。

按摩养生。夏季多暑湿，心阳受损，邪热内陷，可能出现中暑休克、气短、乏力以及各种皮肤病。每天坚持按揉阴陵泉穴、百会穴、印堂穴，不拘于任何时间，每个穴位 3～5 分钟，可以振奋阳气，使身心清凉，安然度夏。

●● 秋季养生 ●●

秋季，从立秋至立冬前，包括立秋、处暑、白露、秋分、寒露、霜降六个节气。秋季气候由热转寒，阳气日衰，阴寒日生，是阳盛转变为阴盛的关键时期，是万物成熟收获的季节，人体阴阳变化也开始转为阳消阴长。因此，秋季养生安神宁志，以缓秋刑；收敛神气，使秋气平；无外其志，使肺气清，以"收"为基本原则。

生活起居。秋天阴气增、阳气减，对应人体的阳气也随之内敛，为了贮存体内阳气，要早睡早起。入秋之后早晚要及时添加衣服，中午转暖则适量减少衣服；同时还要兼顾"春捂秋冻"法则，不要过早地穿得太厚，以免身体没有经受冷空气的锻炼而使抵抗力下降。要做好防寒准备，如过冬的衣物准备，用具的晾晒与收藏，保暖设备的修缮等。

合理饮食。根据"燥则润之"的原则，秋天饮食调养应以养阴清热、润燥止渴的食品为主；多吃些滋阴润燥的食物，避免燥邪伤害；少食辛辣、多食酸性食物。饮食应以温、软、淡、素、鲜为宜，不吃过冷、过烫、过硬、过辣、过黏的食物。多吃易消化的食物，少吃生菜、沙拉等凉性食物。胃病患者要做到少食多餐、定时定量，防止胃酸过多，防止侵蚀胃黏膜和溃疡部位而加重病情。

控制情绪。所谓"秋风秋雨愁煞人"，秋天里满目清寒，落木萧萧，往往给人以情绪压抑的感觉。因此，防止"悲秋"不良情绪是秋季养生的重要内容。尤其是老年人在秋季容易忧思过多，产生垂暮之感，表现为情绪不稳、烦躁不安、难以入眠等症状。因此，老年人更应保持情绪稳定，少忧勿思，心情开朗，使精神处于常乐之境，才能有助于健康。

防病养生。秋季阳气内敛，阴气转盛，人应与秋气相适应，保持体内阴精，防止房劳伤肾；要防止旧病复发，尤其是脾胃喜暖恶寒，暖散而寒凝则伤胃。由于入秋后昼夜温差变化大，因此要特别注意胃部的保暖，特别是患有慢性胃炎的人，要随气温变化适时增加衣服，夜间睡觉时要注意盖好被子，以防止腹部着凉而引发胃痛或加重旧病。秋天气候由热逐渐变凉，冷热交替，细菌病毒生长较快，各种食品容易腐败变质，是呼吸道疾病、感冒、腹泻多发季节。晚秋气候干燥，容易出现皮涩、鼻燥、口干、唇裂、咽部不适等状况。

按摩养生。每天不拘时间，掐揉两侧鱼际穴3分钟；用对侧拇指按压曲池穴，有胀感后停止按压；双手按在鼻翼两侧的迎香穴上，往上推或反复旋转按揉2分钟，可以补养肺气，有效预防鼻炎、咳嗽等呼吸系统疾病。秋季凉燥横行，此时应采取温润之法，每天早上出门前，先按揉两侧迎香穴至鼻内湿润；全天不定时地按揉两侧的合谷穴和鱼际穴，每次每个穴应不少于3分钟。

●● 冬季摄养 ●●

冬三月，从立冬至立春前，包括立冬、小雪、大雪、冬至、小寒、大寒六个节气。冬季是一年中气候最寒冷的季节，天地万物处于闭藏状态，阳气蛰伏，阴精闭守，草木凋零，蛰虫伏藏，人体的阴阳消长代谢也处于相对缓慢的水平。冬季养生，应避寒保暖，内守阳气，为来春生机勃发做好准备，以"藏"为基本原则。

早睡晚起。冬季天寒地冻，草木凋零，冬眠动物和多数植物多以冬眠状态养精蓄锐，为来年生长做准备。人体也应顺应冬季"闭藏"的特点而适当减少活动，以免扰动阳气，损耗阴精。冬季宜早睡晚起，有利于阳气的潜藏和阴精的积蓄，可避免因冷刺激诱发心脑血管疾病、呼吸系统疾病；有利于恢复体力和增强免疫功能。

保温防寒。首先，冬天加衣保温防寒，不宜一次性加足衣服，应随气温下降而逐步加衣，这样可使身体得到锻炼，提高抗寒能力，使之逐步适应冬天的寒冷。其次，要注重双脚的保暖，因为足部受寒，势必影响内脏，可引致腹泻、月经不调、阳痿、腰腿痛等病症。冬季在室内工作和生活的时间多，既要防止室内温度过高或过低，还要定时开窗换气。睡觉不可蒙头而卧，以免缺氧而致胸闷气短。冬夜不要贪暖憋尿，长时间憋尿，容易引起膀胱炎、尿道炎等。

适当进补。 俗话说："冬天补得好，老年生病少。"冬天饮食调摄尤为重要，宜选食如羊肉、狗肉等温肾壮阳、高热量食物；核桃、板栗、桂圆等补肾益肾食品。冬日宜常吃各类温性热粥，既能祛寒，又可暖胃疗疾。对于肾之阴精渐衰的老人，冬天可配食乌龟、甲鱼、枸杞等护阴之品，也可在医生的指导下服用一些补益中药。冬令切忌寒凉食品，以免"雪上加霜"，折伤元阳。

养肾御寒。 祖国医学认为"肾主纳气""肾主骨"，冬天应养肾御寒，经常叩齿咽津，有益肾固肾、滋养肾精之功。肾之经脉起于足部，足心涌泉穴为其主穴，冬夜睡前最好用热水泡脚，并按揉脚心。冬天人处于"阴盛阳衰"状态，宜进行"日光浴"，以助肾中阳气升发。肾与膀胱，一脏一腑，互为表里，膀胱经脉行于背部，寒邪入侵，首当其冲，所以冬天应注意背部保暖，穿件保暖的背心，以保肾阳。冬天切忌房事过度，工作和运动时还应避免过多出汗，以防止肾之阴精亏损、阳气耗散。

防病养生。 冬季气候寒冷，既要保暖御寒，防阳气耗散，又要适可而止。冬天最易使人引起寒证，如室温过低、衣着过薄、或贫血、营养不良、体内激素失调者，在寒冷时会出现腰痛、失眠、关节痛、夜尿等症。冬天容易引起慢性支气管炎急性发作，寒潮更使人精神紧张，出现冬季抑郁症，使人全身乏力，郁郁寡欢，还会诱发心肌梗死发作、肺气肿、风湿症、慢性肝炎复发等。俗话说"寒从脚下起"，足部受寒，势必影响内脏，可引致腹泻、月经不调、阳痿、腰腿痛等病症。因此，数九严寒脚部的保暖尤应加强。此外，冬天人的手、足、耳等部位最易受冻生疮，严重者可造成溃烂成疮等，应特别注意保暖防护。

按摩养生。 冬季的经穴养生要注重南北之别。南方多寒湿，养生应以温阳化湿为原则。每晚艾灸关元穴 5 分钟后，喝一杯温开水；再在两侧肾俞穴上拔罐 5 分钟，起罐后按揉 2 分钟，每周拔罐 2 ～ 3 次即可；每天坚持按揉阴陵泉穴 3 分钟，可以固护阳气。北方多寒气，养生应以温阳滋阴为原则。每晚临睡前 1 小时，首先泡脚 20 分钟，然后按揉两侧太溪穴，每个穴位 5 分钟；其次艾灸关元穴 5 分钟，再艾灸两侧肾俞穴 5 分钟。

31. 经穴养生

中 医 养 生 保 健 素 养

经穴养生：根据中医经络理论，按照中医经络和腧穴的功效主治，采取针、灸、推拿、按摩、运动等方式，达到疏通经络、调和阴阳的养生方法。

说经穴，谈养生，学几种，简易用。

用针刺，经穴通；用艾灸，气血行。

用推拿，神志定；用按摩，血脉通。

强筋骨，会运动；五方式，贵以恒。

经络是承载运行气血、联系脏腑组织、沟通表里上下、传导信息的通道与网络，也是人体的脏腑、器官、皮毛、孔窍、肌肉、筋腱、骨骼等功能的调控系统，是人体结构的重要组成部分。经络学说是祖国医学基础理论的核心之一，在两千多年的医学长河中，一直为保障中华民族的健康发挥着重要的作用。

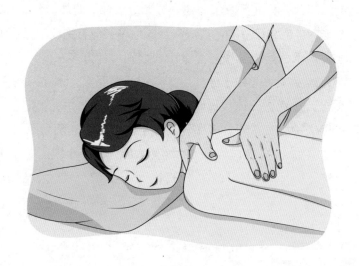

经络遍布于全身，有经脉和络脉之分，人体经络主要有十二经脉、十五络脉。经脉和络脉是人体气血运行通路的主干和分支，如果把人体比作大地的话，那么"经脉"则是流淌在大地上的江河，"络脉"则是江河的各级支流，正是这些支流逐级细分滋润着每一寸土地。"经脉"较粗而深，是人体运行气血、转送营养的纵行主干。"络脉"较细小而浅，是"经脉"的网状分支，它们沿"经脉"布散，纵横交错，广泛分布于脏腑组织之间，形成一个联系全身各部位、满布全身内外的网络系统。

●● 针刺养生 ●●

针刺养生就是用毫针刺激一定的穴位，运用迎、随、补、泻等法激发经气，使人体新陈代谢机能旺盛起来，达到强壮身体，益寿延年的养生保健目的。

针刺养生着眼于强壮身体，增进机体代谢能力、旨在保健延寿，因而大多是选择具有强壮功效的穴位，施针手法要求刺激强度适中，刺激的穴位不宜过多。

功效。针刺养生的主要原理是刺激某些具有强壮效用的穴位，激发体内的气血运行，使正气充盛，阴阳协调。提高机体新陈代谢能力和抗病能力。

方法。针刺养生最好在专业人士指导下进行。首先是配穴，针刺养生可选用单穴，也可选用几个穴位为一组进行。想要增强某一方面机能者，可用单穴以突出其效应；想要调理整体机能者，可选一组穴位以增强其效果。在实践中可酌情而定。其次是施针，养生益寿，施针宜和缓，刺激强度适中，留针时间不宜过久，针刺深度也应因人而异，频度可每日一次或隔日一次。

注意禁忌：在过饥、过饱、酒醉、大怒、大惊、劳累过度等情况时不宜针刺，孕妇及身体虚弱者不宜针刺，年老体弱或小儿进针不宜过深，形盛体胖之人则可酌情适当深刺。

●● 灸法养生 ●●

灸法养生是在身体某些特定穴位上施灸，以达到和气血、调经络、养脏腑、益寿延年的目的。灸法养生流传已久，《扁鹊心书》指出："人于无病时，常灸关元、气海、命门、中脘，虽未得长生，亦可得百余岁矣。"说明古代养生家在运用灸法养生方面，已有丰富的实践经验。时至今日，灸法养生仍是广大群众喜爱的行之有效的养生方法。灸法养生不仅用于强身保健，亦可用于治疗久病体虚之人，是我国独特的养生方法之一。具体的方法可参考本书中医养生保健素养第 12 条。

●● 按摩养生 ●●

按摩，是我国传统的养生保健方法之一。按摩养生是运用手和手指的技巧，按摩人体一定部位或穴位，从而达到预防和保健目的的养生方法。由于按摩养生简便易行、平和可靠，所以受到养生家的重视，并将其作为延年益寿的方法，经过积累、整理、流传下来，成为深受广大群众喜爱的养生健身措施。

功效。按摩养生主要是通过刺激身体局部，促进整体新陈代谢，调整人体各系统功能协调统一，维持阴阳平衡，以增强自身抗病能力，达到舒筋活血，健身防病之效果。

方法。按摩养生大多以自我按摩为主，也可以由他人按摩，其方法简便、易行、有效。较有代表性的保健按摩，如眼保健功、干沐浴法等，均为大家所熟知。以下介绍一些传统的按摩法。

熨目：在黎明时分，两手掌相互摩擦搓热，将手掌放于两眼之上。如此反复熨目 3 次。然后用食指、中指、无名指轻轻按压眼球，稍停片刻。常熨目可养睛明目，而不生病痛。

摩耳：两手掌按压耳孔，再骤然放开，连续做十几次。然后用双手拇指、食指循耳廓自上而下按摩 20 次。再用同样方法按摩耳垂 30 次，以耳部感觉发热为度。常摩耳可增强听力，清脑醒神。

按双眉：用双手拇指关节背侧按摩双眉，自眉头至眉廓，经攒竹、鱼腰、鱼尾、丝竹空等穴。做时可稍稍用力，以自觉略有酸痛为度，可连续按摩 5 ～ 10 次。常按双眉可明目、醒神。

摩腹：取立、卧位均可，用手掌按在腹上，先顺时针方向摩腹 20 次，再逆时针方向摩腹 20 次。饭后、临睡前均可进行。饭后摩腹有助于消化吸收；临睡前摩腹可健脾胃、助消化，并有安眠作用。

捶背：背部为督脉和足太阳膀胱经循行之处，按摩、捶打背部，可促进气血运行，调和五脏六腑，舒筋通络，益肾强腰。捶背分自己捶背及他人捶背两种。

自己捶背时，两腿开立，全身放松，双手半握拳，自然下垂。捶打时，先转腰，两拳随腰部的转动，前后交替叩击背部及小腹。左右转腰一次，可连续做 30～50 次。叩击部位，先下后上，再自上而下。

他人捶背时，坐、卧均可。坐时，身体稍前倾；卧时，取俯卧位，两臂相抱，枕于头下。捶打者用双拳沿脊背上下轻轻捶打，用力大小以自觉身体震而不痛为度。自上而下为一次，可连续捶打 5～10 次。

●● 推拿养生 ●●

推拿养生是以中医脏腑学说、经络学说为理论基础，以"推法"和"拿法"的按摩手法，作用于人体一定部位或穴位以调节机体功能状况，从而达到疏通经络、推行气血、扶伤止痛、祛邪扶正、调和阴阳目的。

功效。推拿养生就是能够使经络畅通、阴阳平衡，从而使人保持良好健康状态。推拿养生具有调整阴阳、疏通经络、行气活血、滑利关节等功效。

推拿养生主要作用部位为经络的外在皮部及经络上的腧穴，通过刺激这些外在部位，激发经络感传，发挥调节内在脏腑的功能，进一步对全身各部位产生作用，出现一系列病理生理过程的改变，包括对器质性病变和功能性病变的改变，达到养生保健和治病疗疾效果。推拿养生对中老年、青年、儿童、妇女普遍适用，不良反应少，应用范围广泛；对虚弱患者及小儿患者具有抗炎、退热、提高免疫力的作用，增强人体的抗病能力。

方法。推拿实际上是一种按摩手法，也是中医外治法之一，但推拿操作具有一定的技巧性，要因人因病施养施治，对推拿操作人员的要求很高。其中摩法、平推法、擦法等为表层作用手法；揉法、捏法等为浅层作用手法；拿法、搓法、按法等为深层作用手法；摇法、扳法、滚法等为关节运动类手法。这些推拿手法都要经过专业训练，在"持久、有力、均匀、柔和"的基础上，纵向渗透内脏和组织深层，使推拿部位产生胀、酸、热等渗透力的感觉。

●● 运动养生 ●●

运动养生是指以中医养生理论为基础，运用传统的体育运动方式进行身体锻炼、活动筋骨、调节气息、静心宁神，达到畅达经络、疏通气血、协调脏腑、增强体质、延年益寿的目的，是中国传统健身术。数千年来，作为养生、健身、防病、治病的重要手段，中国传统体育运动被国民广为运用。

　　千百年来，人们在养生实践中总结出许多宝贵的经验，使运动养生不断地得到充实和发展，形成了融导引、气功、武术、医理于一体的具有中华民族特色的养生方法。源于武术的功法如太极拳、太极剑等。源于导引气功的功法如五禽戏、八段锦等，以及气功等都是我国医学的宝贵遗产，是我国古代劳动人民和疲劳、疾病、衰老的长期斗争实践中，逐渐摸索、总结、创造出来的一种自我身心锻炼的摄生保健方法。在养生方面无论运用哪种功法，都讲求调息、意守、动形，都是以畅通气血经络、活动筋骨、协调脏腑为目的，不要夸大其词甚至借此传播伪科学。

32. 体质养生

中医养生保健素养

体质养生：根据不同体质的特征制定适合自己的日常养生方法，常见的体质类型有平和质、阳虚质、阴虚质、气虚质、痰湿质、湿热质、血瘀质、气郁质、特禀质九种。

善养生，适体质，阴与阳，刚柔济。

辨体质，辨差异，分九种，明要义。

阳虚质，少阳气，冬调补，温肾脾。

阴虚质，内热起，防上火，肾阴滋。

气虚质，少元气，药食调，肾肺脾。

气郁质，常叹气，除郁滞，调情志。

痰湿质，肥胖体，防湿邪，塑形体。

湿热质，疮疖起，不酗酒，少肥腻。

血瘀质，瘀斑晦，除血瘀，早睡起。

特禀质，过敏易，强调护，培正气。

平和质，健康体，防外邪，调饮食。

九体质，辨仔细，治未病，养身体。

中医体质是指人体以先天禀赋为基础，受后天多种因素影响，在后天生长发育和衰老过程中所形成的结构形态、生理功能和心理适应上相对稳定的个体特质。体质的特异性决定着对致病因素或某些疾病的易感性，影响人对环境的适应能力和对疾病的抵抗能力，以及发病过程中疾病发展的倾向性和治疗效果。

常见的体质类型有平和质、阳虚质、阴虚质、气虚质、痰湿质、湿热质、血瘀质、气郁质、特禀质九种。体质不是固定不变的，外界环境、发育条件以及生活条件的影响，都有可能使体质发生改变。在这九种体质中，只有平和质是健康体质，其余八种体质都是不健康体质，可以通过有计划、有针对性的养生措施加以调摄。体质养生就是在中医理论指导下，根据个体不同的体质，采用相应的养生方法和措施，纠正其体质偏倚，达到防病延年目的的养生方法。

通过对 9 种体质检测分析，判断体质类型，已经被广泛应用于中医体质养生。为此，中国已研究制定《中医体质分类与判定》标准，并开发出了判断中医体质分类的标准化工具——"中医体质辨识软件"，该软件在中医体质理论指导下，根据量表设计原理，以问询录入的方式，采集居民健康信息。此外，目前市场上还开发出了"中医CT"——中医经络检测仪，这是经国家药品监督管理局认证的中医标准化智能诊断设备，避免了问询录入时患者难以自我准确判断，可通过完全智能化的中医经络监测、中医体质辨识等，提供个性化的医方建议、养生食疗等中医健康调理方案，为体质养生提供了更为科学、简便、精准的经络监测和体质辨识。

●● 平和体质养生 ●●

平和体质是健康人的体质状态，是阴阳平和、脏腑气血功能正常、先天禀赋良好，后天调养得当的体质类型。

体质特点。主要特征可概括为精充、气足、神旺。体态匀称健壮、阴阳气

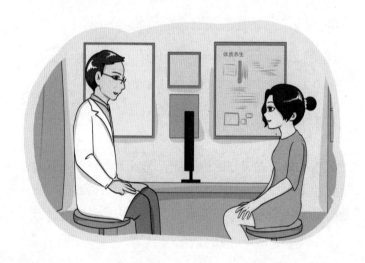

血调和、脏腑功能完好，主要表现为体态适中、精力充沛、面色红润、肤色润泽、头发浓密有光泽、目光有神、睡眠良好、胃纳良好、大小便正常、耐受寒热。性格随和开朗，对自然环境和社会环境适应能力较强。

养生方法。《黄帝内经·素问·平人气象论》提到："平人者，不病也"。平和体质是一种阴阳平和、身体健康的正常体质。一般来说，平和体质者先天遗传条件良好，后天饮食起居生活习惯适宜，即后天调养得当；多数出生于长寿家族。这种体质的人，七情适度，脏腑、气血、阴阳都和谐，一般只应注意顺应自然界的四时阴阳变化，防止外邪入侵，而不需要采用饮食调理的方法来养生保健，也无须用药补来纠正阴阳的盛衰，如果用药物反而容易破坏阴阳平衡。

饮食调理。饮食宜清淡平和，不宜有所偏嗜，否则会破坏身体内环境的平衡。可酌量选用具有缓补阴阳作用的食物以增强体质，如粳米、薏苡仁、豆豉、韭菜、甘薯、南瓜、银杏、核桃、龙眼、莲子、鸡肉、牛肉、羊肉等。

穴位按摩。选取涌泉、足三里等穴位，用大拇指或中指指腹按压穴位，做轻柔缓和的环旋按摩，以穴位感到酸胀为度，按揉 2 ～ 3 分钟。每天操作 1 ～ 2 次。

●● 阳虚体质养生 ●●

阳虚体质是体内阳气不足。阳虚体质者一年四季手脚都发冷，而且"手冷过肘，足冷过膝"，甚至夏天一吹空调就手脚冰凉，所以不敢吹空调，有的人还要使用披肩或披上毛衣。

体质特点。主要特征可概括为畏寒、喜热、沉静，多因先天禀赋不足、寒湿之邪外侵、过食寒凉之品、忧思过极、久病不愈、房事不节等引起脏腑功能损伤；"阳消阴长"，阴寒之气偏盛而里生寒，表现为体内阳气不足，形体白胖，肌肉松软不实；以畏寒怕冷、手足不温、嗜睡乏力等虚寒表现为主要特征；喜热饮食，精神不振，口唇色淡，毛发易落，容易出汗，大便溏泄；易患痰饮、肿胀、泄泻、阳痿等病；耐夏不耐冬，易感风、寒、湿邪。

养生方法。阳虚体质者多为寒证，最重要的是"补阳"，而"补阳"又多从补肾入手。中医所谓"肾阳为根，脾阳为继"，说的就是只有脾胃健运，才能"化阳为一身阳气之本"。

饮食调理。适当多吃些温阳壮阳、温补脾肾的食物，肉类如羊肉、牛肉、猪肚、鸡肉、麻雀肉、鹿肉；鱼虾类如河虾、草鱼、鲫鱼、带鱼等；菜肴类如刀豆、韭菜、芥菜、香菜、南瓜、茴香、生姜等；坚果类如核桃、松子、腰果、花生、板栗等；水果类如荔枝、龙眼、桃子、大枣、核桃、橘子、樱桃、火龙果等；也要适当吃些熟萝卜、白菜、芹菜、青菜等蔬菜，以免进补过度而上火。

运动调理。阳虚者运动量不能过大，尤其注意不可大量出汗，以防汗出伤阳。宜选择舒缓柔和的运动方式，如跳绳、散步、慢跑、太极拳、五禽戏、八段锦等以振奋阳气，促进阳气的生发和流通。另外日光浴、空气浴也是很好的强身壮阳之法。

穴位养生。《黄帝内经·素问·生气通天论》曰："阳气若足千年寿，灸法升阳第一方。"艾灸是补益人体阳气的重要方法，选取关元、命门等穴位，采用温和灸的方法，每周进行 1 次。也可配合摩擦腰肾法温肾助阳，以手掌摩擦两侧腰骶部，每次操作约 10 分钟，以摩擦至皮肤温热为度，每日 1 次。

●● 阴虚体质养生 ●●

阴虚体质是指由于脏腑功能失调，出现体内津液精血等阴液不足、阴虚生内热等主要症状的体质状态。

体质特点。主要特征可概括为潮热，体瘦，喜饮。体形瘦长，阴液亏少，是内热生火的"口干族"。表现为手足心热，经常口渴口苦，咽干咽痛，喜食冷饮，吃辛热食物或熬夜容易上火，大便干燥，口舌生疮，面色潮红，两目干涩，视物模糊，皮肤偏干，眩晕，耳鸣，睡眠不好；阴虚体质者常患有阴虚燥热的疾病，或病后易表现为阴虚症状；耐冬不耐夏，不耐受暑、热、燥邪。

养生方法。阴虚者，由于阴不制阳而阳气易亢。肾阴是一身阴气的根本，应养成规律的生活习惯，不熬夜，并以滋补肾阴、壮水制火为调理法则。

饮食调理。阴虚应多食滋补肾阴食物，以滋阴潜阳为法，宜多食甘寒性凉、滋补肾阴的食物，如芝麻、糯米、绿豆、乌贼、龟、鳖、海参、鲍鱼、螃蟹、牛奶、牡蛎、蛤蜊、海蜇、鸭肉、猪皮、豆腐、甘蔗、银耳、蔬菜、水果等。注意饮食清淡，少吃葱、姜、蒜、辣椒等辛辣刺激、温热香燥、煎炸爆炒、性热上火的食物，忌吃高脂肪及碳水化合物含量过高的食物。

食疗调理。①百合蛋黄汤：百合 7 枚、蛋黄 1 枚、白糖适量。百合脱瓣，清水浸泡一宿，待白沫出，去其水。放入锅中，加清水，旺火烧沸后再改用小火煮约半个小时，然后加入蛋黄搅匀，再沸，调以白糖或冰糖食用。具有滋阴润肺、清心安神功效。②莲子百合煲瘦肉：莲子（去心）、百合、猪瘦肉，烹调食用，具有养阴清热安神功效。

运动调理。宜进行动静结合的运动项目，如太极拳、八段锦、六字诀中的"嘘"字功等以涵养肝气，促进脾胃运化。锻炼时要控制出汗量，及时补充水分。忌"夏练三伏"和蒸桑拿。

穴位养生。选取涌泉、太溪、三阴交等穴位，采用指揉的方法，每个穴位按揉 2～3 分钟，每天操作 1～2 次。

●● 气虚体质养生 ●●

气虚体质是由于体内元气不足，出现气息低弱、脏腑功能低下等症状的体质状态。

体质特点。主要特征可概括为气短，易感，自汗。形体消瘦或偏胖，肌肉松软不实。经常会出现气息轻浅、说话声音小、肌肉松弛、四肢乏力、疲劳懒怠、排便无力、脏器下垂、血压偏低、头晕目眩，男子滑精早泄，女性还会出现月经淋漓不尽、经血色淡等。易患感冒、内脏下垂等病，病后康复缓慢；不耐受风、寒、暑、湿邪。

养生方法。气虚体质者要以培补元气、补气健脾为调理法则。

饮食调理。通过饮食来补气、益气、行气，可用生谷芽、生麦芽等（去皮），用来补益胃气，帮助消化，气血双调，五脏兼顾。可以常食粳米、小米、黄米、大麦、山药、莜麦、土豆、大枣、胡萝卜、香菇、豆腐、鸡肉、鹅肉、兔肉、鹌鹑、牛肉、青鱼、鲢鱼等。注意少食多餐，少吃油炸食物，少吃生萝卜、空心菜等耗气食物，少喝汤水。

食疗调理。①山药粥：糯米和粳米等份加水煲粥，至七成熟后放入山药，煲煮至熟，具有健脾补肾、益肺固精的功效。②黄芪童子鸡：童子鸡 1 只（正常处理干净）、生黄芪适量，放入蒸锅内，加足量水，大火烧开后改文火焖三个小时，直到肉烂为止，即可食用。具有健脾益气、养血安神功效。适于气虚质、心脾两虚，出现少气懒言、气短无力、食少腹泻、久病体虚等症。

运动调理。从现代运动生理的角度分析，气虚质的脏腑功能状态低下主要是心肺功能不足，运动加强心肺功能，但不宜剧烈运动，要柔和缓慢，如散步、健走、慢跑、打太极等。由于气虚体质者体能偏低，无论进行哪一种运动锻炼，都要适可而止，只能微微见汗，不宜汗出过多。

穴位养生。可进行呼气提肛法的锻炼，首先吸气收腹，收缩并提升肛门，停顿 2～3 秒之后，其次缓慢放松呼气，如此反复 10～15 次。另外还可选取气海、关元等穴位，用掌根着力于穴位，做轻柔缓和的环旋活动，每个穴位按揉 2～3 分钟，每天操作 1～2 次。

●● 痰湿体质养生 ●●

痰湿体质是由于体内水液内停而出现痰湿凝聚、气机不利、脾胃升降失调的体质状态。

体质特点。主要特征可概括为肥胖、黏滞、稳重。体形肥胖，皮肤油脂较多，多汗且黏滞；面色淡黄而暗，易生痤疮粉刺；舌体胖大，嗜食肥甘，口中黏腻或者口干、口苦、口甜；食欲不振，恶心，呕吐，大便溏泻，妇女白带过多等。如果患病则咳喘痰多，面色淡黄而暗，眼睑微浮，容易困倦，所以中医说"百病皆由痰作祟""顽痰生怪病"。有部分腰痛、脂肪瘤、眩晕、颈椎病、高血压、糖尿病、单纯性肥胖、带下症、不孕症、月经不调等患者就属于痰湿体质。

养生方法。痰湿体质者要以健脾利湿、化痰泄浊为调理法则。不宜居住在潮湿的环境里，在阴雨季节要注意防范湿邪的侵袭。

饮食调理。宜选用健脾助运、祛湿化痰的清淡饮食，如白萝卜、荸荠、紫菜、海蜇、洋葱、辣椒、大蒜、葱、生姜、木瓜、山药、白果、薏苡仁、赤小豆、玉米、扁豆、山楂、荔枝、栗子、柠檬、樱桃、杨梅、牛肉、羊肉、泥鳅、黄鳝、河虾等。茯苓饼、鲤鱼汤、冬瓜汤、萝卜汤等美味对于调理痰湿体质也很好。少食肥甘油腻的食物。不宜多饮酒，切勿过饱。

食疗调理。①荷叶粥：干荷、大米，煲粥食用，具有祛湿降浊的功效。②茯苓香菇玉笋：玉笋 250 克、香菇 100 克、茯苓粉 10 克、盐、淀粉、香油等调料适量，烹调食用。具有补中健脾、除湿利尿功效，适用于痰湿质、脾虚湿盛，小便不利、嗜睡易困、眼睑浮肿、关节不利等症。

运动调理。运动要循序渐进，活动量逐步增强，促进能量的消耗。宜选择低强度、长时间、不间断、有规律的运动项目，如散步、慢跑、快走、球类、游泳、羽毛球、武术、八段锦、五禽戏以及各种舞蹈。气功方面以保健功、长寿功为宜。

穴位养生。选取丰隆、足三里等穴位，采用指揉的方法，每个穴位按揉 2～3 分钟，每天操作 1～2 次。

●● 湿热体质养生 ●●

湿热体质是以湿热内蕴为主要症状的体质状态。长期居住在潮湿的地方或者处在温度高、湿度又高的气候，都容易成为湿热体质。

体质特点。主要特征可概括为痤疮、口臭、性急。湿热体质通常是由于各种先天禀赋、后天因素导致的肝胆、脾胃功能相对不畅通，肝胆郁结化热，脾胃积滞化湿，湿热熏蒸而形成的。体内湿气重，热气堆积，形体偏胖，常感到困倦乏力、精神倦怠、心烦意躁等。平素面垢油光，易生痤疮、疮疖、皮肤瘙痒。常感到口苦口干、口舌生疮、舌苔黄腻、眼睛红赤等。大便黏滞不畅，小便黄热，如厕时间久。男性易阴囊潮湿，女性易带下增多。对湿热、湿重或气温偏高环境较难适应。喜欢吃肥腻和甜食，或长期饮酒者大多数也是湿热体质。

养生方法。湿热体质者以化湿消浊、清泄伏火为调理法则。

饮食调理。可食用清化利湿食品，如西红柿、莲藕、莲子、茯苓、薏米、红小豆、蚕豆、绿豆、鸭肉、鲫鱼等。多吃富含膳食纤维的果蔬，如冬瓜、丝瓜、苦瓜、黄瓜、西瓜、白菜、芹菜、卷心菜、空心菜等，有助于保持大小便通畅，防止湿热郁积。不宜暴饮暴食，要控制饮酒，尤其不要酗酒，少吃肥腻食品、甜味品、海鲜。少吃大热大补食物，如肥肉、狗肉、鹿肉、牛肉、羊肉等。

食疗调理。①老黄瓜赤小豆煲猪肉汤：老黄瓜、赤小豆、瘦猪肉（少量）、陈皮、生姜煲汤，具有清热利湿、理气和中的功效。②三色粥：赤小豆、薏苡仁、绿豆、粳米适量，煮粥食用，具有清热利湿解毒的功效。

运动调理。要适当地多用腹式呼吸，以按摩消化系统，促进食物消化和排空，有助于脾胃的运化。适合做大强度、大运动量的锻炼，如中长跑、游泳、爬山、球类等以消耗体内多余的热量，排泄多余水分，达到清热除湿的目的。性格急躁者，可以选择棋类、太极拳、慢跑、游泳和骑车等缓慢而持久的运动。

穴位养生。选取支沟、阴陵泉等穴位，采用指揉法。也可在阴陵泉穴位处刮痧，先涂刮痧油，用刮痧板与皮肤呈45°角在穴位区域从上往下刮，以皮肤潮红或出痧为度。

●● 血瘀体质养生 ●●

血瘀体质是由于全身血液运行迟缓不畅，表现为皮肤晦暗、舌质紫黯等血瘀症状的体质状态。多因情绪长期抑郁，久居寒冷地区或脏腑功能失调所致。

体质特点。主要特征可概括为唇暗、瘀斑、疼痛。典型的血瘀体质以形体偏瘦者居多，面部容易生痤疮，肤色晦暗长斑，容易皮肤瘙痒、瘀斑、脱发；指甲增厚、变硬，身体某些部位有固定的疼痛感；口唇黯淡，舌色暗黑或有瘀点，舌下脉络紫黯或增粗；常见表情抑郁、呆板，容易健忘、心烦易怒，记忆力下降。常因七情不畅、寒冷侵袭、年老体虚、久病未愈等病因而发病，导致脏腑功能失调，体内血液运行不畅，影响脏腑经络功能。

养生方法。血瘀体质者因血行不畅，一旦得病没有及时正确治疗，很容易转化成难治的慢性病，因此中医有"久病入络"之说，病位很深，药力难以达到。主要以活血祛瘀、疏利通络为调理法则。

情志调理。典型的血瘀体质大多因情志不畅、肝气不舒所致。因此须调养情志，保持积极、愉悦、乐观、豁达的情绪状态，多与人交流、沟通，多参加文化体育活动，培养兴趣爱好。

饮食调理。宜多吃具有活血化瘀、软坚散结、疏肝解郁作用的食物，以促进身体血液循环，如桑椹、山楂、芒果、番木瓜；黑豆、黄豆、香菇、茄子、胡萝卜、油菜；猪肉、羊肉、羊血；醋、红糖、黄酒、葡萄酒、白酒等。忌食寒凉、温燥、油腻、涩滞的食物；少吃富含高脂肪、高胆固醇的食物。女性月经期间慎用活血类食物。

食疗调理。①黑豆川芎粥：川芎、黑豆、大米适量，煲粥食用，具有活血祛瘀功效。②山楂红糖汤：山楂 10 枚，红糖适量，将山楂冲洗干净，去核打碎，放入锅中，加清水煮约 20 分钟，调以红糖进食，具有活血散瘀、通经止痛功效。

运动调理。运动是血瘀体质最简便、最廉价的调理方法，可以使全身经络、气血通畅，五脏六腑调和。应坚持早睡早起，不要熬夜，在春季和早晨等阳气生发之时，多做有益于促进气血运行的运动项目，如各种舞蹈、健走、易筋经、太极拳、八段锦、五禽戏、长寿功、保健按摩术等，以促进肝气舒发、气血运行。血瘀体质者心血管机能较弱，不宜做大强度、大负荷的体育锻炼。

穴位养生。选取期门、血海等穴位，采用指揉的方法，每个穴位按揉 2～3 分钟，每天操作 1～2 次。推拿、拔罐、刮痧、放血疗法等对血瘀体质的人很适合。

● ● 气郁体质养生 ● ●

气郁体质是由于长期忧郁烦闷、心情不舒畅，出现以肝气郁结、气机郁滞为主要症状的体质状态。长期气郁会导致血液循环不畅，严重影响健康。

体质特点。 主要特征可概括为忧郁、叹息、思虑。气郁体质者大多性格内向、忧郁脆弱、敏感多疑，以中青年、女性多见，经常忧郁寡欢，多愁善感，情绪不稳定，敏感多疑；睡眠较差，食欲减退，形体消瘦或偏胖，面色苍白或萎黄；或咽喉有异物感、或乳房胀痛；对精神刺激适应能力较差，急躁易怒；气郁体质者对阴雨天气适应性也差，易患肝病、抑郁症、失眠、肿瘤等。

养生方法。 主要以疏肝解郁、调畅气机为调理法则。

情志调理。 除了先天遗传的原因，长期压力过大、思虑过度是造成气郁体质的普遍原因，而突发的精神刺激如亲人去世、受惊恐等也会诱发形成气郁体质。受到刺激后记忆力会明显减退，甚至变得健忘。因此，气郁体质者要注意情志调养，主动寻求愉快体验，多参加社会活动、文体活动，常看喜剧、滑稽剧、听相声等文艺节目，多看有正能量、励志的电影、电视、书籍，多听轻快、开朗、激动的音乐，培养乐观开朗、豁达的胸怀。

饮食调理。 应选用具有行气解郁、调理脾胃功能的食物，如大麦、荞麦、高粱等杂粮；刀豆、蘑菇、萝卜、洋葱、苦瓜、丝瓜、韭菜、香菜、茴香、大蒜等蔬菜；佛手、橙子、柑橘等水果；少食收敛酸涩的食物，如石榴、乌梅、青梅、杨梅等。

食疗调理。 ①三花茶：茉莉花、菊花、玫瑰花，泡茶饮用，具有行气解郁功效。②橘皮粥：橘皮50克（研细末）、粳米100克。将粳米煮成粥后，加入橘皮，再煮10分钟即可食用。具有理气运脾功效，用于脘腹胀满、食欲不振等。

运动调理。 气郁体质者长期情志不畅、气机郁滞，应尽量增加户外活动和社交，多参加群体性体育运动项目，坚持做较大强度、大负荷的"发泄式"锻炼，如跑步、登山、游泳、打球、武术等以舒筋活络，疏畅肝气，促进食欲，改善睡眠。也可进行游戏娱乐项目如下棋、打牌、气功、瑜伽、打坐放松训练等以闲情逸致，促进人际交流，分散注意力，提起兴趣，理顺气机。

穴位养生。 选取合谷、太冲等穴位，采用指揉的方法，每个穴位按揉2～3分钟，每天操作1～2次。

●● 特禀体质养生 ●●

特禀体质又称特禀型生理缺陷、过敏，是指由于先天性因素或遗传因素造成的一种特殊状态的体质。主要包括先天性、遗传性的生理缺陷，先天性、遗传性疾病，变态反应性疾病，原发性免疫缺陷等。

体质特点。主要特征可概括为先天、遗传、过敏。特禀体质者先天失常，以生理缺陷、过敏反应等为主要特征。过敏体质者由于卫气虚损不能抵御外邪所致，经常出现无原因的鼻塞、打喷嚏、流鼻涕，容易对药物、食物、气味、花粉、季节过敏；有的人皮肤容易起荨麻疹、紫红色瘀点、瘀斑等。先天禀赋异常者或有畸形，或有生理缺陷；遗传性疾病如血友病、先天愚型等也多见该种体质。

养生方法。主要以益气固表、养血消风为调理法则。

起居调理。要尽量避免接触致敏物质，居室宜通风良好，保持室内清洁，被褥、床单要经常洗晒，可防止对尘螨过敏。室内装修后不宜立即搬进居住，应打开窗户，让甲醛等化学物质气味挥发干净后再搬进新居；要注意气候变化，防寒保暖，防止感冒。

饮食调理。多食用益气固表的食物以及具有补肾益脑、调理脾胃功能的食物，如核桃、无花果、松子、黑芝麻等；水果适合吃猕猴桃、榴莲。应少食辛辣、腥膻、发物以及含致敏物质的食物，如荞麦、蚕豆、白扁豆、茄子、羊肉、牛肉、鹅肉、鲤鱼、海鲜、酒、辣椒、浓茶、咖啡等。

食疗调理。①固表粥：乌梅、黄芪、当归、粳米适量，煮粥食用，具有益气养血、脱敏功效。②莲子粥：大米100克、莲子50克，煮粥，加入冰糖适量食用，具有润肺安神、补益脾胃功效，但不宜多食，以免腹胀；消化不良、中满腹胀、大便燥结者不宜食用。

运动调理。顺应四时变化，加强体育锻炼，积极参加各种文体活动，增强体质。平时宜进行慢跑、散步等户外活动。可练"六字诀"中的"吹"字功，以调养先天，培补肾精肾气。但特禀体质的人要避免春季或季节交替时长时间野外锻炼，以防止过敏性疾病。

穴位养生。在三伏天或三九天，通过天灸的方法，培补人体阳气，增强体质，防治过敏。

四、常用养生保健简易方法

33. 叩齿法

······ 中医养生保健素养 ······

叩齿法：每天清晨睡醒之时，把牙齿上下叩合，先叩臼齿30次，再叩前齿30次。有助于牙齿坚固。

清晨起，常叩齿，盈肾精，健牙齿。
叩臼齿，三十次，叩前齿，三十次。

叩齿就是上下牙齿有节律地相互叩击，发出铿锵声响的一种养生方法，俗称"叩天钟"。中国道教也认为，叩齿可以"集神"，是道教气功的练功方法之一。

功效。中医认为，牙齿与肾脏有着密切的关系。《黄帝内经·素问·上古天真论》说："肾生骨髓，肾气实，齿更发长。"清代尤乘的《寿世青编》说："齿为筋骨之余，宜常叩击，使筋骨活动，心神清爽……"意思是说，人体骨骼体质有赖于骨髓的营养，而骨髓则为肾精所化生，常叩齿可以强肾固精，通经活络，坚固牙齿，使人心情愉悦。

方法。①每天清晨睡醒之时，精神放松，口唇微闭，心神合一，使牙齿上下有节律地相互叩击，先叩臼齿30次，再叩前齿30次。②叩齿时，轻重交替，节奏一致，频率不宜过快。在叩齿的同时，结合咽津的方法，"赤龙（舌头）搅海，漱津匀吞"，效果会更佳。③每天早晚都可叩齿。如果在饭后叩齿，须清洁口腔后再行叩齿锻炼。

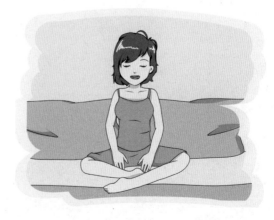

34. 闭口调息法

中医养生保健素养

闭口调息法：经常闭口调整呼吸，保持呼吸的均匀、和缓。

调息法，鼻呼吸，通气血，调气机。
静心坐，口唇闭，除杂念，会调息。
吸气时，和缓吸，呼气时，排浊气。
清早起，练调息，半小时，贵坚持。

闭口调息法指静心安坐，将口闭合，用鼻呼吸，调整呼吸，是中医常用的调气方法。

功效。闭口调息可以调畅气机，使得气血运行通畅。《类经·摄生类》指出："善养生者导息，此言养气当从呼吸也。"意思是说，善于养生的人要调理

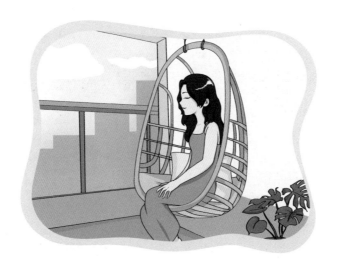

气息，养气要从呼吸吐纳开始。经常闭口调息可以放松心情、排除杂念，使氧气自然分布全身，气血畅通，阴阳平衡，协调五脏六腑。传统养生认为"息调则众患不生，其心易定"，就是说气息调理好了，就不会患病，其心神也容易安定。闭口调息是对人体呼吸系统的调节，它产生复杂的生理神经反射机制，要求用主观意志去控制和引导自动呼吸，形成自然达到深、长、柔、缓的呼吸特点。

方法。①闭口调整呼吸，保持呼吸的均匀、和缓。②吸气时，舌抵上颚，不要用力过猛，宜自然轻抵；用鼻缓缓吸入新鲜空气，使肺底舒张，膈肌下降。呼气时，吐出浊气，下腹部收缩，使膈肌上抬。③调整呼吸后，气息应慢慢加长，用意念指引气流达到小腹丹田。④建议：每天早晨阳气上升时，进行闭口调息练习，每次以 30 分钟为度，经过一段时间练习后可适当增加调息时间。

35. 咽津法

中 医 养 生 保 健 素 养

咽津法：每日清晨，用舌头抵住上颚，或用舌尖舔动上颚，等唾液满口时，分数次咽下。有助于消化。

咽津法，百病灭，润五脏，助排泄。
清晨时，舌抵颚，分数次，咽唾液。

津液就是口腔内分泌的唾液，即口水，古代养生家称之为"玉泉""甘露""金津玉液""醴泉"等。咽津法就是通过反复吞咽唾液的方法，达到祛病强身、延年益寿之效。

功效。中医认为，唾液从口腔壁涌出后，经舌根、咽喉，肺转肝脏，进肾经，贮于丹田，再化津还丹，遂成精气。因此，咽津具有灌溉五脏六腑、滋润肢体肌肤、强筋健骨固齿、流通血脉神气、增强消化排泄、强肾补元益脑、延

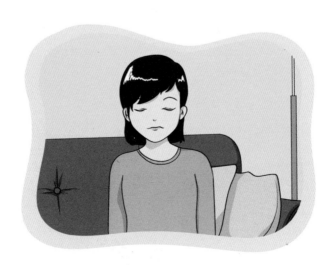

缓机体衰老等作用。古代养生学家陶弘景曾说："食玉泉者，能使人延年，除百病。"唐代医学家孙思邈提倡"早漱津令满口乃吞之"，北宋张伯端《悟真篇》认为"咽津纳气是人行，有药方能造化生"。可见，咽津法历来为中医养生学家所推崇。

　　方法。①每日清晨，全身放松，摒除杂念；自然呼吸，轻闭双目，将意识集中在口腔处。②嘴唇微合，用舌头抵住上颚，或用舌尖舔动上颚，待唾液满口时，分数次咽下。③在吞咽时，尽量争取做到汩汩有声，同时，将意识由口腔转移到"丹田"。初练此功时津液不多，久练自增。④早、中、晚都可练习。

36. 搓面法

中 医 养 生 保 健 素 养

搓面法：每天清晨，搓热双手，以中指沿鼻部两侧自下而上，到额部两手向两侧分开，经颊而下，可反复 10 余次，至面部轻轻发热为度。可以使面部红润光泽，消除疲劳。

搓面法，延衰老，搓面时，有技巧。

做搓面，在清早，十余次，不可少。

热手搓，可醒脑，脸搓热，颜面俏。

每天做，抗疲劳，常坚持，身体好。

搓面法是一种对面部经络穴位的刺激方法，可促进面部的血液循环，长期坚持可使面部气血流畅，皮肤滋润，达到美容养颜、养生保健的目的。

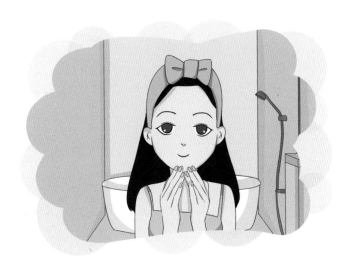

功效。人体面部有 30 多个穴位和丰富的毛细血管，这些穴位、毛细血管与人体五脏六腑和经络相通。"头为诸阳之会，面为五脏之华"意思是说，五脏的功能正常与否均可以在面部反映出来。

方法。①每天清晨，搓热双手，用中指沿鼻部两侧自下而上，到额部时两手向两侧分开，经颊而下，反复搓面 10 余次，至面部轻轻发热为好。②气候干燥时，可先用热水洗脸，擦干后涂上护肤膏，然后再搓面，可滋润皮肤，防止皲裂。③禁忌：面部有皮肤病、疮疖、脓肿以及患有皮肤划痕症、过敏症等不宜用搓面法。

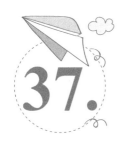

37. 手指梳发

····· 中 医 养 生 保 健 素 养 ·····

梳发：用双手十指插入发间，用手指梳头，从前到后按搓头部，每次梳头 50 ～ 100 次。有助于疏通气血，清醒头脑。

百脉宗，诸阳会，指梳发，健身体。

醒头脑，防心悸，护头发，强记忆。

用十指，梳头皮，早晚梳，饱不宜。

五十次，或百次，前往后，要用力。

梳发即梳头，是一种以手指梳头方式对头部进行自我按摩，保养人体精、气、神的最简单经济的传统养生保健方法。

功效。中医认为，头部为"百脉之宗""诸阳之会"，是全身所有经脉的总

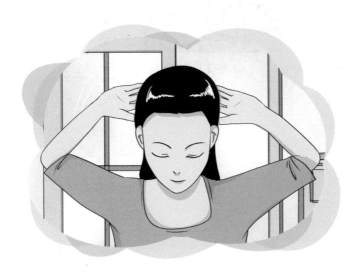

枢纽，是所有阳经的汇聚点。头顶中央部位有百会、四神聪、上星、头维穴，项后枕骨一带有风池、哑门、医明、玉枕、翳风穴，两鬓有太阳、率谷穴，额前还有印堂穴，人体十二经脉和四十多处大小穴位以及十多个特殊刺激区均汇聚于头部。《黄帝内经·素问·脉要精微论》认为："诸阳之神气皆上会于头，诸髓之精气皆上聚于脑，头为精明之府。"也就是说，人体所有阳经的神气都汇聚在头顶，人体骨髓、脊髓和脑髓的精气都集聚在脑部，头是人体精明活动的荟萃之所在，靠人体先天和后天的精气来维持。因此，梳发通过对头部穴位、经络刺激，起到保健养生作用。

　　方法。①将手成弓形，将双手十指插入发间，对整个头部用指尖及指肚进行梳头，从额头发际一直梳到颈后发根处（见图4-1）。②梳发时适当地用力，使头皮产生微热感，每回按搓头部50～100次。③1日梳发3回。晨起后梳1回，中午休息后梳1回，晚上休息前再梳1回。

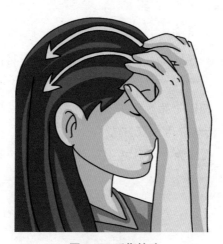

图4-1　手指梳头

38. 运目法

中 医 养 生 保 健 素 养

运目法：将眼球自左至右转动 10 余次，再自右至左转动 10 余次，然后闭目休息片刻，每日可做 4～5 次。可以清肝明目。

运目法，常练习，肝开窍，护视力。

润眼球，调眼肌，眼保健，防近视。

运目时，眼睛闭，缓转动，平呼吸。

左至右，十余次；右至左，十余次。

运目法是通过转动双眼来实现清肝明目的一种传统养生保健方法。在道医著作中就有"每日睡起，端坐凝思，塞光垂帘，将双目旋转十四次，紧闭少时，忽然大瞪"的记载。

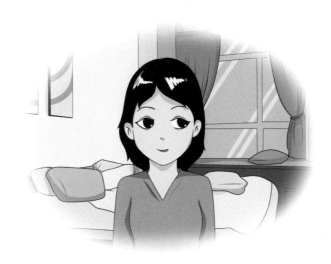

功效。眼睛是"视万物、别白黑、审短长"的重要器官。《黄帝内经》说："肝和则目能辨五色矣。""五脏六腑之精气，皆上注于目而为之精。""十二经脉，三百六十五络，其血气皆上于面而走空窍，其精阳气上走于目而为睛。"说明眼与脏腑、经络有着密切关系。因此，我们常说的闭目养神就是保养五脏六腑的精气，就是在养心。

方法。①两脚分开与肩宽，挺胸站立，瞪大双眼，保持头部不动。②尽力使双眼从右向左看，然后恢复平视。如此反复10次。③尽力使双眼从左向右看，然后恢复平视。如此反复10次。④运目时，动作要缓慢，思想集中，呼吸平稳。运目后要放松眼部肌肉，闭目休息片刻，再重复以上动作。每日可做4～5遍。

39. 凝耳法

中 医 养 生 保 健 素 养

凝耳法：两手掩耳，低头、仰头5～7次。可使头脑清净，驱除杂念。

凝耳法，听觉灵，除杂念，脑清净。
手掩耳，人放松，俯仰头，经络通。

中国古代很早就有"以耳养生"的记载，其中"凝耳法"就是常用的养生方法之一。

功效。中医认为，人体的先天之本在于肾，而肾元的强健与双耳密切相关。这是因为耳朵周围有耳尖、翳风、头窍阴等众多穴位，它们与体内的五脏六腑、十二经脉有着密不可分的内在联系。因此，可以说肾耳合一，互为作用；肾主

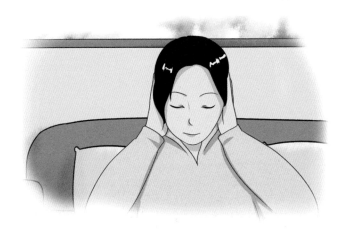

内，耳主外；耳为肾唯一之上外窍，耳健则肾通；肾气充足，肾精盈满，则听觉灵敏。

凝耳法可摒除外界干扰，具有保持头脑清净、填补髓海、疏通十二经脉、调理五脏六腑、健脾胃、补肾元和平衡阴阳、扶正祛邪、清肝明目、消疲安神、增强新陈代谢、增强记忆和听力、养生保健、延年益寿等功能。可清除头风，治疗头痛、头晕、虚火上攻之疾。反复低头仰头可促进脑部血液循环，使人深度放松、头脑清醒、精神爽快；掩耳时辅以按、摩、搓、揉、点、捏等手法，按摩耳朵穴位，可起到疏通经络的作用。

方法。①不拘于任何时间，锻炼时静坐，呼吸要细长、均匀。②以双手掩耳，低头、仰头 5～7 次。③双手掩耳，同时辅以按、摩、搓、揉、点、捏等手法，更能强身健体，补养肾元。

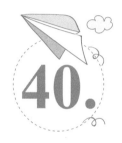

40. 提气法

提气法：在吸气时，稍用力提肛门连同会阴上升，稍后，再缓缓呼气放下，每日可做 5～7 次。有利于气的运行。

提气法，利行气，坐立行，调呼吸。

提肛时，同吸气，会阴升，稍用力。

肛放松，同呼气，会阴沉，舒缓力。

每日做，五七次，护肛肠，健身体。

提气法是在呼吸时配合收缩肛门动作的一种传统养生保健方法。古人称为"撮谷道"，"撮"就是提的意思，"谷道"即肛门，"撮谷道"就是做提气收缩肛门的动作。唐朝医学家孙思邈《枕中方》记载："谷道宜常撮"。就是推崇此法。

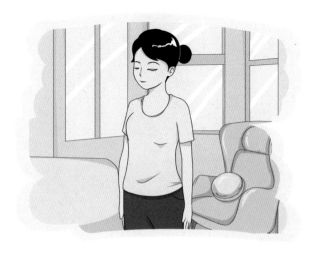

据清代皇室医籍披露，乾隆皇帝能达到 89 岁高龄，成为我国历代皇帝中的最高寿者，这与他几十年如一日地坚持"撮谷道"不无关系。

功效。肛门处于人体经络的督脉处，督脉主阳为"阳脉之海"，具有调节全身诸阳经气的作用；会阴穴乃任脉、督脉、冲脉所起之处，任脉主阴为"阴脉之海"，具有调节全身诸阴经气的作用。提气运动实际上是通过呼吸配合肛门提缩动作，来实施对"会阴穴"的提松和升降，并通过任、督二脉统领人体诸阴脉和诸阳脉畅通无阻，经脉通畅则百病难侵。

方法。①临睡前、晨起前、大小便后、性生活后，取立、行、坐、卧、蹲姿势均可，调整呼吸。②吸气时，舌舐上颚，将臀部及大腿用力夹紧，如忍大便状，稍微用力向上收提肛门，会阴上升，稍闭气；然后缓慢呼气，配合放松肛门，如尿小便状，全身放松。③如此"一提一松"反复做提气运动，每次 5～10 分钟。每日坚持做 5～7 次。④禁忌：肛门局部感染、痔疮急性发作、肛周脓肿等不宜施行提气法。

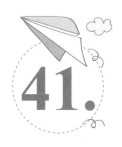

41. 摩腹法

中 医 养 生 保 健 素 养

摩腹法：每次饭后，用掌心在以肚脐为中心的腹部顺时针方向按摩30次左右。可帮助消化，消除腹胀。

摩腹法，理阴阳，常摩腹，气机畅。
莫空腹，搓热掌，三十次，胜良方。
手摩腹，坐或躺，身放松，凝思想。
助消化，除腹胀，培元气，机能旺。

摩腹法是一种对腹部进行有规律的特定的自我按摩保健养生方法。

功效。中医认为，腹藏五脏，经络甚多。人体腹部为"五脏六腑之宫城，阴阳气血之发源"，摩腹既可健脾胃、助消化、除腹胀，又可培植元气、调和五脏

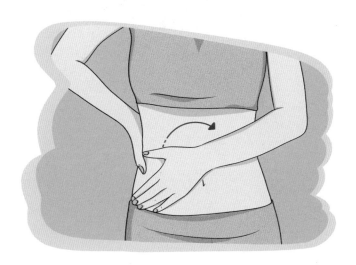

六腑气血运行、促进肚腹气血循环，对脾运不健、消化不良、腹胀积滞等症起到防治作用。从现代医学来看，摩腹可强健脾胃、胃肠和腹壁肌，促进血液循环和胃肠蠕动，对慢性胃炎、慢性结肠炎、肠功能紊乱、习惯性便秘、失眠、前列腺炎、肾炎、疝气、遗精、高血压、冠心病、糖尿病、肺心病、肥胖等都有一定的保健治疗效果。

方法。①每次食后半小时进行，不宜空腹。取坐式或仰躺式，闭目内视腹部，自然呼吸，放松身心，集中思想。②搓热手掌，以双手叠掌，掌心置于腹部肚脐处，以肚脐为中心，按顺时针方向，稍用力对腹部做螺旋式推摩，每次30圈左右，可连续多次，以腹部有温热、舒适感为佳。如治疗食积、腹胀、便秘等，则不拘于任何时间、次数，摩腹力量可适当加重，以腹部肠鸣、排气、排便为佳。③摩腹完毕，可起身散步片刻。④禁忌：饱食或空腹、腹部炎症、阑尾炎、肠梗阻、急性腹痛、内脏恶性肿瘤等不宜施行摩腹法。

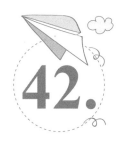

42. 足心按摩法

足心按摩法：每日临睡前，以拇指按摩足心，顺时针方向按摩 100 次。有强腰固肾的作用。

说按摩，按足心，调脏腑，补肾阴。

临睡前，按足心，一百次，好睡眠。

按涌泉，强益肾，强体质，强固本。

每天按，畅全身，治未病，葆青春。

足心按摩法是一种自我按摩刺激足心部位的传统保健养生方法。

功效。足心按摩法有疏通经络、温补肾经、舒筋活络、平衡阴阳、固本强元、调整脏腑功能的作用，能改善局部营养，通畅全身气血，缓解肌肉紧张，

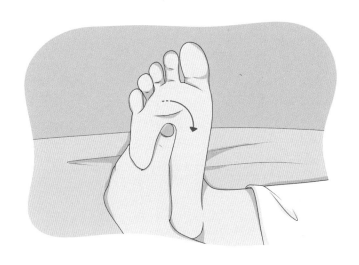

消除周身疲劳，从而达到旺盛精力、增强体质、抗衰防老、延年益寿的目的。足心按摩法还能治疗头顶痛、疝气、肾炎、便秘、性功能衰退、小儿惊风、失眠、高血压、冠心病、心悸、咽喉肿痛、老年性四肢麻木等多种疾病。

　　方法。①找准穴位。涌泉穴位于足底部，蜷足时足前部凹陷处，约在足底第2、第3跖趾缝纹头端与足跟连线的前1/3与后2/3交点上（见前文，图1-4）。②按摩右脚。每日临睡前，端坐椅上，将右腿置于左腿膝上，右手扳拉脚趾；左手握拳，用拇指的屈指关节，顺时针方向按摩右脚涌泉穴100次。③按摩左脚。按摩左脚涌泉穴100次，方法同上。④禁忌：婴幼儿、孕妇不宜施行足心按摩法，女性月经期间慎用。

附录

中医养生保健素养与三字经对照索引

序号	中国公民中医养生保健素养	三字经	页码
引子	说中医养生保健素养。	中医药，很重要，养生强，保健好。 三字经，四二条，治未病，寿自高。	1

一、基本理念和知识

序号	中国公民中医养生保健素养	三字经	页码
1	中医养生保健，是指在中医理论指导下，通过各种方法达到增强体质、预防疾病、延年益寿目的的保健活动。	承中医，扬传统，重预防，治未病。 多保健，多养生，强体质，增寿命。	4
2	中医养生的理念是顺应自然、阴阳平衡、因人而异。	学养生，懂理念，遵天道，顺自然。 平阴阳，调补偏，因人异，个性显。	5
3	情志、饮食、起居、运动是中医养生的四大基石。	养生法，多方式，最重要，四基石。 慎起居，节饮食，善运动，调情志。	7
4	中医养生保健强调全面保养、调理，从青少年做起，持之以恒。	会保养，懂调理，要全面，要整体。 生活中，莫安逸，常养生，健身体。 青少年，发育期，做保健，最有益。 勤锻炼，贵坚持，福安康，从此起。	10
5	中医治未病思想涵盖健康与疾病的全程，主要包括三个阶段：一是"未病先防"，预防疾病的发生；二是"既病防变"，防止疾病的发展；三是"瘥后防复"，防止疾病的复发。	治未病，好思想，做上医，人无恙。 未病时，先预防，抗病邪，正气扬。 人已病，调治养，防发展，做保障。 病瘥愈，做康养，防复发，是良方。	11
6	中药保健是利用中药天然的偏性调理人体气血阴阳的盛衰。服用中药应注意年龄、体质、季节的差异。	服中药，护健康，须辨证，把病防。 寒与热，温与凉，此四气，莫要忘。 讲辨证，平阴阳，用药时，细思量。 按年龄，按体质，按季节，施妙方。	13

序号	中国公民中医养生保健素养	三字经	页码
7	药食同源。常用药食两用中药有：蜂蜜、山药、莲子、大枣、龙眼肉、枸杞子、核桃仁、茯苓、生姜、菊花、绿豆、芝麻、大蒜、花椒、山楂等。	药与食，两相宜，同五味，具四气。 蜂蜜好，补中气，止久咳，疗便秘。 淮山药，补肺脾，固肾精，益气力。 莲子仁，健肾脾，安心神，治泄遗。 食大枣，提中气，营养佳，强免疫。 龙眼肉，补心脾，治失眠，益血气。 枸杞子，明视力，延衰老，养身体。 核桃仁，益智力，抗疲劳，强体质。 白茯苓，利水湿，宁心神，健胃脾。 生姜辣，祛湿气，止呕吐，消胀气。 白菊花，入肝肺，散风热，益视力。 小绿豆，消暑气，抗过敏，解毒易。 黑芝麻，补血气，乌须发，滋补剂。 吃大蒜，抗癌宜，护血管，消食积。 花椒辛，除寒痹，增食欲，驱虫疾。 红山楂，增饮食，消肉积，血管利。	15
8	中医保健五大要穴是膻中、三阴交、足三里、涌泉、关元。	五要穴，谨记牢，会刺激，有疗效。 膻中穴，主心包，宽胸膈，解郁躁。 强生殖，三阴交，广应用，延衰老。 足三里，抗虚劳，常艾灸，寿自高。 涌泉穴，急救宝，肾经通，保健好。 关元穴，固本牢，补肾虚，调三焦。	21
9	自我穴位按压的基本方法有：点压、按揉、掐按、拿捏、搓擦、叩击、捶打。	腧穴位，常按压，要掌握，学手法。 会按揉，会点压，会掐按，会搓擦， 会叩击，会捶打，会拿捏，共七法。 常练习，穴按压，保健康，效果佳。	25
10	刮痧可以活血、舒筋、通络、解郁、散邪。	刮痧术，要弄懂，去疼痛，皆可用。 化瘀血，筋络通，调气血，毒邪清。	28
11	拔罐可以散寒湿、除瘀滞、止肿痛、祛毒热。	会拔罐，施巧技，防灼伤，莫大意。 祛毒热，散寒湿，止肿痛，除瘀滞。	30
12	艾灸可以行气活血、温通经络。	做艾灸，方法多，艾炷燃，穴位灼。 和气血，扶阳弱，调免疫，通经络。	32
13	煎服中药避免使用铝、铁质煎煮容器。	煎中药，选好锅，会浸泡，会用火。 宜选用，瓦砂锅，切莫用，铝铁锅。	34

序号	中国公民中医养生保健素养	三字经	页码
二、健康生活方式与行为			
14	保持心态平和，适应社会状态，积极乐观地生活与工作。	心平和，心康宁，与社会，相适应。 和喜怒，莫悲痛，节思虑，防惊恐。	38
15	起居有常，顺应自然界晨昏昼夜和春夏秋冬的变化规律，并持之以恒。	慎起居，适环境，天与人，宜相应。 顺昼夜，顺晨昏，随自然，作调整。 顺春夏，顺秋冬，随时令，护生命。 会作息，会运动，遵天道，持久恒。	40
16	四季起居要点：春季、夏季宜晚睡早起，秋季宜早睡早起，冬季宜早睡晚起。	慎起居，顺四时，善摄生，调作息。 春季到，舒形体，宜晚睡，宜早起。 夏季热，宜阳气，宜晚睡，宜早起。 秋季凉，保精气，宜早睡，宜早起。 冬季寒，藏阳气，宜早睡，宜晚起。 此四季，养身体，会劳作，会休息。	42
17	饮食要注意谷类、蔬菜、水果、禽肉等营养要素的均衡搭配，不要偏食偏嗜。	说饮食，要均衡，蔬果多，谷薯丰。 荤素配，肉少用，不偏食，少疾病。	45
18	饮食宜细嚼慢咽，勿暴饮暴食，用餐时应专心，并保持心情愉快。	节饮食，利养身；讲规律，益身心。 要细嚼，要慢咽，控食速，莫狼吞。 勿暴食，勿暴饮，控食量，饱七分。 用餐时，须专心，不笑闹，凝精神。	47
19	早餐要好，午餐要饱，晚餐要少。	日三餐，安排巧，质与量，控制好。 吃早餐，很重要，升阳气，营养高。 吃午餐，补消耗，储能量，要吃饱。 吃晚餐，食量少，控热量，利睡觉。	50
20	饭前洗手，饭后漱口。	讲卫生，饭前后，若做到，少病忧。 饮食前，要洗手；饮食后，要漱口。	53
21	妇女有月经期、妊娠期、哺乳期和更年期等生理周期，养生保健各有特点。	说女性，生理期，要养生，莫大意。 月经期，调月事，疏肝郁，免生气。 妊娠期，要仔细，讲卫生，适劳逸。 哺乳期，不容易，喂母乳，防乳疾。 更年期，衰脏器，综合征，要调理。 此四期，要重视，做保健，强身体。	55

序号	中国公民中医养生保健素养	三字经	页码
22	不抽烟，慎饮酒，可减少相关疾病的发生。	说烟酒，害异常，你我他，都遭殃。 耗钱财，损健康，戒烟酒，寿命长。 若吸烟，自身伤，二手烟，害同行。 尼古丁，瘾断肠，烟焦油，癌凶狂。 若酗酒，伤肝脏，降食欲，坏胃肠。 致中毒，发癫狂，诱犯罪，意外伤。 不抽烟，少病恙，慎饮酒，应少量。 快行动，为健康，强身体，好形象。	60
23	人老脚先老，足浴有较好的养生保健功效。	人若老，脚先老，沐足浴，防衰老。 睡觉前，热水泡，常坚持，胜补药。 春洗脚，阳气高，夏洗脚，暑湿消。 秋洗脚，肺气调，冬洗脚，丹田好。	64
24	节制房事，欲不可禁，亦不可纵。	节房事，可养生，欲不禁，亦不纵。 春季到，万物醒，身心舒，适度性。 入炎夏，阳气盛，性欲旺，人多情。 秋风起，木凋零，克性欲，备御冬。 冬天到，莫恣情，藏阳气，理智明。 顺四时，善养生，性适度，保肾精。	67
25	体质虚弱者可在冬季适当进补。	冬进补，春打虎，强体质，促康复。 补虚弱，要适度，阴阳平，经络疏。	70
26	小儿喂养不要过饱。	小儿小，五脏娇，喂小儿，不过饱。 若过饱，长肥膘，伤脾胃，发育孬。	72

三、常用养生保健内容

序号	中国公民中医养生保健素养	三字经	页码
27	情志养生：通过控制和调节情绪以达到身心安宁、情绪愉快的养生方法。	悦身心，调情志，七情伤，要控制。 怒勃发，伤肝气，喜伤心，思伤脾。 悲与忧，都伤肺，恐伤肾，惊乱气。 心安宁，莫心急，善调节，淡名利。	76
28	饮食养生：根据个人体质类型，通过改变饮食方式，选择合适的食物，从而获得健康的养生方法。	食补养，贵久恒，三因素，要分清。 分春夏，分秋冬，因时令，食不同。 辨气血，阴阳证，因人地，调平衡。 用食补，好养生，调五味，身心宁。	81

序号	中国公民中医养生保健素养	三字经	页码
29	运动养生：通过练习中医传统保健项目的方式来维护健康、增强体质、延长寿命、延缓衰老的养生方法，常见的养生保健项目有太极拳、八段锦、五禽戏、六字诀等。	善运动，懂养生，护健康，好传统。 太极拳，阴阳动；八段锦，练气功。 五禽戏，去仿生；六字诀，导引功。 强体质，常运动，延衰老，延寿命。	86
30	时令养生：按照春夏秋冬四时节令的变化，采用相应的养生方法。	顺时令，善变化，做养生，懂方法。 历秋冬，历春夏，顺阴阳，病不发。	90
31	经穴养生：根据中医经络理论，按照中医经络和腧穴的功效主治，采取针、灸、推拿、按摩、运动等方式，达到疏通经络、调和阴阳的养生方法。	说经穴，谈养生，学几种，简易用。 用针刺，经穴通；用艾灸，气血行。 用推拿，神志定；用按摩，血脉通。 强筋骨，会运动；五方式，贵以恒。	96
32	体质养生：根据不同体质的特征制定适合自己的日常养生方法，常见的体质类型有平和质、阳虚质、阴虚质、气虚质、痰湿质、湿热质、血瘀质、气郁质、特禀质九种。	善养生，适体质，阴与阳，刚柔济。 辨体质，辨差异，分九种，明要义。 阳虚质，少阳气，冬调补，温肾脾。 阴虚质，内热起，防上火，肾阴滋。 气虚质，少元气，药食调，肾肺脾。 气郁质，常叹气，除郁滞，调情志。 痰湿质，肥胖体，防湿邪，塑形体。 湿热质，疮疖起，不酗酒，少肥腻。 血瘀质，瘀斑晦，除血瘀，早睡起。 特禀质，过敏易，强调护，培正气。 平和质，健康体，防外邪，调饮食。 九体质，辨仔细，治未病，养身体。	101

四、常用养生保健简易方法

序号	中国公民中医养生保健素养	三字经	页码
33	叩齿法：每天清晨睡醒之时，把牙齿上下叩合，先叩白齿30次，再叩前齿30次。有助于牙齿坚固。	清晨起，常叩齿，盈肾精，健牙齿。 叩白齿，三十次，叩前齿，三十次。	112
34	闭口调息法：经常闭口调整呼吸，保持呼吸的均匀、和缓。	调息法，鼻呼吸，通气血，调气机。 静心坐，口唇闭，除杂念，会调息。 吸气时，和缓吸，呼气时，排浊气。 清早起，练调息，半小时，贵坚持。	113
35	咽津法：每日清晨，用舌头抵住上颚，或用舌尖舔动上颚，等唾液满口时，分数次咽下。有助于消化。	咽津法，百病灭，润五脏，助排泄。 清晨时，舌抵颚，分数次，咽唾液。	115

续表

序号	中国公民中医养生保健素养	三字经	页码
36	搓面法：每天清晨，搓热双手，以中指沿鼻部两侧自下而上，到额部两手向两侧分开，经颊而下，可反复10余次，至面部轻轻发热为度。可以使面部红润光泽，消除疲劳。	搓面法，延衰老，搓面时，有技巧。 做搓面，在清早，十余次，不可少。 热手搓，可醒脑，脸搓热，颜面俏。 每天做，抗疲劳，常坚持，身体好。	117
37	梳发：用双手十指插入发间，用手指梳头，从前到后按搓头部，每次梳头50～100次。有助于疏通气血，清醒头脑。	百脉宗，诸阳会，指梳发，健身体。 醒头脑，防心悸，护头发，强记忆。 用十指，梳头皮，早晚梳，饱不宜。 五十次，或百次，前往后，要用力。	119
38	运目法：将眼球自左至右转动10余次，再自右至左转动10余次，然后闭目休息片刻，每日可做4～5次。可以清肝明目。	运目法，常练习，肝开窍，护视力。 润眼球，调眼肌，眼保健，防近视。 运目时，眼睛闭，缓转动，平呼吸。 左至右，十余次；右至左，十余次。	121
39	凝耳法：两手掩耳，低头、仰头5～7次。可使头脑清净，驱除杂念。	凝耳法，听觉灵，除杂念，脑清净。 手掩耳，人放松，俯仰头，经络通。	123
40	提气法：在吸气时，稍用力提肛门连同会阴上升，稍后，再缓缓呼气放下，每日可做5～7次。有利于气的运行。	提气法，利行气，坐立行，调呼吸。 提肛时，同吸气，会阴升，稍用力。 肛放松，同呼气，会阴沉，舒缓力。 每日做，五七次，护肛肠，健身体。	125
41	摩腹法：每次饭后，用掌心以肚脐为中心的腹部顺时针方向按摩30次左右。可帮助消化，消除腹胀。	摩腹法，理阴阳，常摩腹，气机畅。 莫空腹，搓热掌，三十次，胜良方。 手摩腹，坐或躺，身放松，凝思想。 助消化，除腹胀，培元气，机能旺。	127
42	足心按摩法：每日临睡前，以拇指按摩足心，顺时针方向按摩100次。有强腰固肾的作用。	说按摩，按足心，调脏腑，补肾阴。 临睡前，按足心，一百次，好睡眠。 按涌泉，强益肾，强体质，强固本。 每天按，畅全身，治未病，葆青春。	129